DR. MICHAEL DESPEGHEL

High Intensity Training
zum Abnehmen

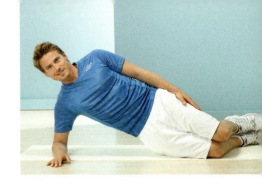

THEORIE

Ein Wort zuvor 5

SCHLANK UND FIT MIT HIT 7

Mit HIT in Bestform 8
HIT – intelligente Kombi für
Ausdauer und Kraft 9
Ran ans Fett! 14

Unsere Kraftmaschinen –
die Muskeln 18
Der Aufbau der Muskeln 19
Trainingseffekte auf den Muskel 20
HIT und optimaler
Muskelaufbau 22
Richtig trainieren 23

Das Geheimnis der Schlankheit 24
Kalorien – auch hier das A und O 25
Die Fettverbrennungsmaschinen
des Körpers 25

Die optimale Ernährung für
HI-Trainierende 32
Vollwertig essen 33
Unverzichtbar: Gemüse 33
Eiweiß – Grundstoff des
Muskelwachstums 37
Komplexe Kohlenhydrate:
Powerbrennstoff 39
Die wichtige Rolle des Fetts 41

PRAXIS

DAS TRAININGSPROGRAMM 43

Die HIT-Methode Laufen 44
Rundum gesund 45
Laufen 45
Nordic Walking 48

Alles für den Trainingserfolg 50
Die optimale Ausrüstung 51
Die beste Trainingszeit 53
Die Motivation 54

Ihr persönlicher HIT-Test 56
Die wichtigsten Faktoren 57
Ihre persönliche Belastung
beim Training 61

Ihre Trainingspläne 62
Die (Nordic) Walker 63
Die Lauf-Einsteiger 63
Die geübten Läufer 63
Trainingsplan für Walker 64
Trainingsplan für Lauf-Einsteiger 66
Trainingsplan für Geübte 68

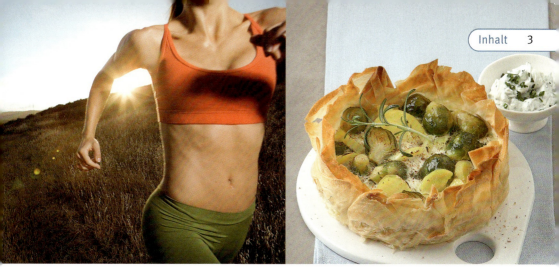

Inhalt

Die besten Kraft- und Dehnübungen ... 70	Vierter Tag. ... 100
Effektives Bodentraining ... 71	Fünfter Tag ... 102
Beine ... 72	Sechster Tag ... 104
Arme ... 74	Siebter Tag ... 106
Schultern ... 76	Achter Tag ... 108
Rücken. ... 78	Neunter Tag ... 110
Bauch ... 80	Zehnter Tag ... 112
Rumpf ... 82	Elfter Tag ... 114
Die besten Dehnübungen für die Cool-down-Phase ... 84	Zwölfter Tag ... 116
	Dreizehnter Tag ... 118
	Vierzehnter Tag ... 120

HI-REZEPTE FÜR 14 TAGE ... 89

Genussvoll schlank und fit ... 90
Für alle gültig und doch individuell ... 91
Die Ernährung umstellen ... 92

SERVICE

Bücher, die weiterhelfen ... 122
Adressen, die weiterhelfen ... 123
Sachregister ... 124
Rezeptregister ... 126
Übungsregister ... 126
Impressum ... 127

Die Rezepte ... 94
Erster Tag ... 94
Zweiter Tag ... 96
Dritter Tag ... 98

DER AUTOR

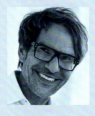

Dr. Dr. Michael Despeghel ist Sportwissenschaftler und langjährig erfahrener Experte für Präventivmedizin, gesunde Lebensführung und Lebensstiländerung. Als höchst erfolgreicher Autor trat er mit diversen Publikationen in den Bereichen Gesundheit, Lifestyle und Ernährung in Erscheinung. So war er als Co-Autor auch am Bestseller »Abnehmen mit dem inneren Schweinehund« beteiligt.

Als europaweit gefragter Vortragsredner vermittelt Michael Despeghel lebensnahe Konzepte, die motivieren und erfolgreich umsetzbar sind. Er machte sich darüber hinaus durch zahlreiche Fernsehauftritte und eine Focus-Serie einen Namen. Der Gesundheitsexperte ist zudem Vorstandsmitglied der Deutschen Gesellschaft für präventive Männermedizin.

EIN WORT ZUVOR

Sportphilosophen preisen die segensreichen Effekte von Muskeltraining. Denn Muskeln machen schlank, gesund, glücklich, Muskeln machen sogar schlau – so ihr Credo. Sportwissenschaftler behaupten sogar, dass wir vor einem Jahrzehnt des Muskels stünden. Muskeln schützen vor Diabetes, Übergewicht und vielen anderen, heute sehr häufigen Krankheiten. Sie sind ein echtes »Gesundheits- und Abnehmprogramm« für den Körper. Doch: Ohne Bewegung gibt es keine Heilkraft der Muskeln.

Wer gezielt Muskelmasse aufbaut, sorgt nicht zuletzt dafür, dass Fett auch dann verschwindet, wenn er entspannt auf dem Sofa liegt oder Zeitung liest. Wer nachhaltig abnehmen und seinen Körper leistungsfähig erhalten möchte, muss also seine Muskeln trainieren. Am allerbesten geht das mit HIT, dem High Intensity Training. Es vereint Ausdauersport und Krafttraining, und zwar auf eine völlig neue Weise: Schwitzen beim Gewichtheben im Fitnesscenter oder im Bauch-Beine-Po-Kurs gehören der Vergangenheit an. HIT lässt die Muskeln beim Laufen wachsen – in Intervallen wird besonders intensiv trainiert. Und genau damit erreichen Sie Ihr Ziel: Der Muskel wächst und die Ausdauer gleich mit. Die Fettverbrennungsöfen nehmen ihre Arbeit auf.

Unterstützend wirkt eine schmackhafte, auf das HI-Training abgestimmte Ernährung, die dem Körper ausreichend Eiweiß liefert, das zum Muskelaufbau nötig ist. Die Kombination von HIT und gezielter Ernährung ist unschlagbar beim Wunsch, Gewicht zu reduzieren und die Leistungsfähigkeit des Körpers zu steigern. HIT ist also wirklich der Hit! Viel Erfolg und viel Freude beim Trainieren und Genießen!

Dr. Dr. Michael Despeghel

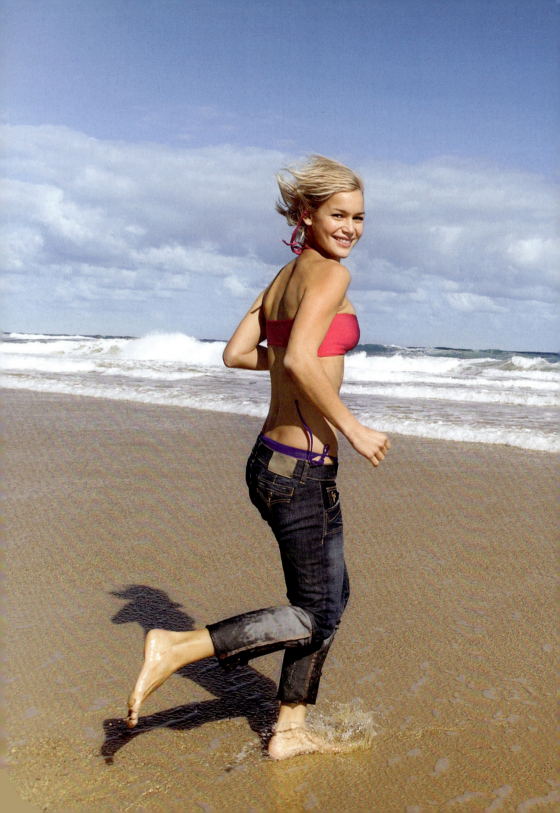

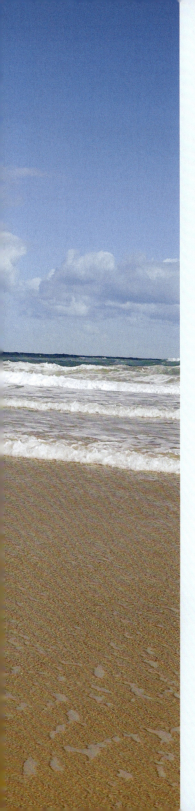

SCHLANK UND FIT MIT HIT

Wer Muskeln aufbaut, erzielt viele positive Effekte: Er wird schlanker, straffer, aktiver und nicht zuletzt gesünder. Wer HIT nutzt, kann diese Wirkungen besonders rasch genießen.

‖‖	Mit HIT in Bestform	8
‖‖	Unsere Kraftmaschinen – die Muskeln	18
‖‖	Das Geheimnis der Schlankheit	24
‖‖	Die optimale Ernährung für HI-Trainierende	32

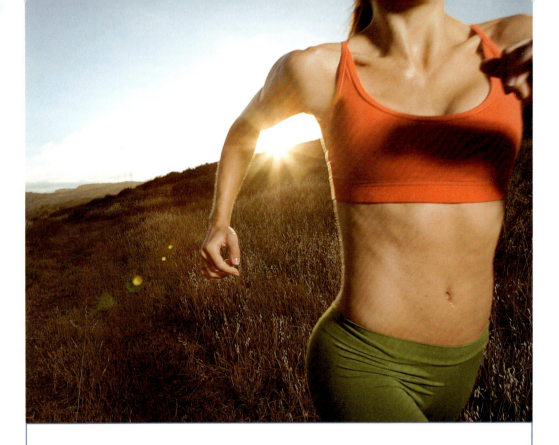

Mit HIT in Bestform

Wer will nicht gut aussehen, leistungsfähig und fit sein und dabei natürlich auch gesund? Der Trend in der Gesellschaft sieht jedoch anders aus: Die Menschen – vor allem in der »westlichen Welt« – werden immer träger und schwerfälliger. Bereits 70 Prozent leiden unter den gesundheitlichen Folgen eines um sich greifenden Bewegungsmangels. Gründe dafür sind häufig sitzende Tätigkeiten, weniger körperliche Arbeit und die wachsende Motorisierung des Alltags. Die Folge: Unser Körper kann nicht alles verbrauchen, was wir an Nahrung zu uns nehmen. Bewegungsmangel ist in unserer Gesellschaft deshalb die Hauptursache für Übergewicht und eine Vielzahl von Krankheiten. Denn werden Muskeln, Herz oder Kreislauf nicht ausreichend gefordert, verlieren sie an Leistungsfähigkeit. Kurzatmigkeit, Bluthochdruck, koronare Herzkrankheiten und Diabetes Typ 2 resultieren daraus. Hinzu kommt, dass der Mensch zehn Prozent an Muskelkraft pro Lebensjahrzehnt verliert. Je älter wir werden, desto wichtiger ist es demnach, Muskelmasse aufzubauen. Denn eines steht fest: Wer seine Muskeln nicht benutzt, verliert sie.

Mediziner dachten lange Zeit, das wachsende Problem von Übergewicht in unserer Gesellschaft ließe sich mit Ausdauersport lösen. Regelmäßiges Laufen etwa stand jahrelang an oberster Stelle, wenn es darum ging, durch Bewegung Pfunde zu verlieren. Doch die Motivation der Betroffenen war meist nicht sehr hoch und die Erfolge eher mäßig. So stellt sich schon länger die Frage, mit welchen Maßnahmen der Mensch effizienter das Ziel von Gewichtsreduktion und Fitness erreichen kann.

HIT – intelligente Kombi für Ausdauer und Kraft

Die neue Formel lautet HIT. HIT heißt High Intensity Training und wirkt wie ein echter Jungbrunnen. Es ist eine Kombination von Ausdauer- und Muskeltraining, die uns erlaubt, beides gleichzeitig zu erlangen: Ausdauer und (Muskel)Kraft. Das Training regt die Stoffwechselvorgänge im Körper intensiv an, und die vermehrte Muskelmasse baut unentwegt Fett ab – Sie werden fitter, leistungsfähiger und nicht zuletzt schlanker.

Die neuartige Methode heißt nicht umsonst High Intensity Training. Geübt wird im Wechsel von lockeren und sehr intensiven Intervallen. Genau das baut in besonders kurzer Zeit besonders effektiv Muskeln auf. Deshalb wurde

EINEN NOBELPREIS FÜR DIE BEWEGUNG?

Der renommierte Sportmediziner Prof. Dr. Wildor Hollmann hält sehr viel von Bewegung, er sagt: Gäbe es ein Medikament, das genauso wie das körperliche Training den Sauerstoffbedarf des Herzens senkt, die Entwicklung von Arteriosklerose hemmt, dazu noch die Fließeigenschaften des Blutes verbessert, Übergewicht entgegenwirkt, die optimale Entwicklung von Körper und Geist in der Jugend begünstigt sowie altersbedingte Leistungseinbußen verringert, würde es frenetisch gefeiert werden. Wäre es auch noch – wie die sportliche Bewegung – frei von unerwünschten Nebenwirkungen: Es bekäme wohl den Nobelpreis.

HIT bisher vor allem im Kraftsport oder Bodybuilding praktiziert. Das Rezept lautet: kürzere und weniger häufige, dafür umso intensivere Trainingseinheiten – zwei- bis dreimal pro Woche. Das Muskelwachstum wird nämlich vor allem durch die erhöhte Trainingsintensität stimuliert.

Bei HIT handelt es sich also um eine Weiterentwicklung des bislang bekannten Intervalltrainings. Zwar gibt es auch hierbei niedrige und hohe Intensitäten im Wechsel, doch haben sich nun Dauer, Intensität und Häufigkeit verändert. Die neue Methode basiert auf den aktuellen wissenschaftlichen Forschungsergebnissen über die Wirkung von Bewegung auf das Gewebe, insbesondere in der Muskelfaser (siehe ab Seite 18).

HÖCHSTE EFFIZIENZ
Sie müssen nicht Krafttraining und Ausdauersport absolvieren – HIT fasst beides zusammen.

Sport ist nicht gleich Sport

HIT macht sich eine grundlegende Erkenntnis zunutze. Bei jeder Art von Sport werden fünf motorische Beanspruchungsformen mehr oder weniger trainiert: Kraft, Ausdauer, Schnelligkeit, Flexibilität und Koordination. Beispielsweise wird beim Tennis die Koordination sehr intensiv gefordert, die Ausdauer allerdings nur mittelmäßig und die Kraft kaum. Beim Gewichtheben hingegen geht es hauptsächlich um Kraft, weniger um Koordination und kaum um Ausdauer.

Inzwischen weiß die Präventivmedizin, dass derjenige, der gesund und leistungsfähig sein, aber auch sein Gewicht kontrollieren möchte, idealerweise vor allem Kraft und Ausdauer trainiert. Sie haben erwiesenermaßen die beste Wirkung auf den Körper. Um davon zu profitieren, kann man nun klassisch mit großem Zeitaufwand für den Muskelaufbau im Fitnessstudio Hanteln stemmen und für die Ausdauer joggen oder schwimmen gehen. Oder man wählt die moderne Trainingsmethode HIT und schlägt so gleich zwei Fliegen mit einer Klappe. Denn mit dem intensiven Intervalltraining lassen sich mit deutlich weniger Zeitaufwand die Ausdauer trainieren und gleichzeitig Muskeln aufbauen. HI-Trainierende sparen damit effektiv eine komplette Trainingsform ein. Sie können ausschließlich laufend trainieren – so wie es in diesem Buch vorgeschlagen wird.

Die Intensität macht den Unterschied

Die Grundlagen des HI-Trainings wurden in den 1970er Jahren von Arthur Jones geprägt – einem berühmten amerikanischen Bodybuilder und Erfinder der Nautilus-Trainingsgeräte. Jones war der Ansicht, dass für den Aufbau von Muskeln die Trainingsintensität von besonders großer Bedeutung ist. Deshalb trainiert man mit seinem System wesentlich intensiver, dafür weniger lang. Weiterentwickelt wurde die Trainingsmethode von Mike Mentzer unter dem Begriff »Heavy Duty«. Er machte sich in den späten 1970er und frühen 80er Jahren in der Bodybuilding-Szene einen Namen und wurde für viele zu einem unerreichten Guru des High Intensity Trainings.

Die wesentlichen Grundlagen und Schlüsselfaktoren des HI-Trainings sind bis heute die gleichen:

Trainingshäufigkeit: Da der Muskel ausschließlich während der Regenerationsphase und nicht während der Übungen wächst, setzt das HI-Training nur den Reiz zum Muskelwachstum. Aus diesem Grund sollte jeder Muskel erst nach einer ausreichenden Erholungsphase wieder belastet werden.

Trainingsintensität: Sie ist der ausschlaggebende Faktor für ein erfolgreiches HI-Training. Gemeint ist damit die Leistung, die in der Trainingszeit erbracht wird. Je kürzer die Trainingsdauer bei gleicher Leistung, desto höher ist die Trainingsintensität. Ziel ist es, den Muskel möglichst stark zu belasten. Der Grundgedanke beim HIT ist es demnach, den Wachstumsreiz für den Muskel mit einer hochintensiven, aber kurzen Belastung zu setzen.

Trainingsdauer: Sie ist deutlich reduziert, weil die Intensität erhöht ist. Ein kürzeres, intensiveres Training bringt also mehr.

Zauberformel Superkompensation

Hinter der Wirksamkeit von HIT steckt das Prinzip der Superkompensation, also die Möglichkeit des Körpers, sich an erhöhte Anforderungen mit einer entsprechenden Leistungssteigerung anzupassen. Je intensiver Sie Ihre Muskeln fordern, desto leistungsfähiger werden sie. Eine ausreichend intensive Belastung regt den Körper dazu an, sich auf künftige ähnlich hohe Anforde-

DAS BESTE AUS ZWEI WELTEN
Auch von der Entstehungsgeschichte her wird deutlich: HIT vereint das Beste aus Ausdauer- und Kraftsport.

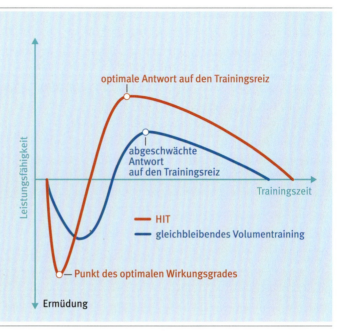

SUPERKOMPENSATION
> Während des Trainings sinkt die Leistungsfähigkeit.
> Nach Ende des Trainings beginnt der Körper sich zu erholen. Mit zunehmender Erholung steigt die Leistungsfähigkeit wieder an.
> War der Trainingsreiz stark genug, bereitet sich der Körper auf eine erneute Belastung vor, indem er das Leistungsniveau erhöht.
> Wird das neue Leistungsniveau nicht genutzt, sinkt es wieder.

rungen vorzubereiten. So wird ein neues höheres Leistungsniveau erreicht. Voraussetzung dafür sind angemessene Erholungsphasen zwischen den Spitzen. Dann nämlich findet nicht nur die Regeneration des Muskels statt, sondern auch seine Anpassung an die Belastung. Die Folge: Die Leistungsfähigkeit Ihrer Muskeln steigt über das frühere Niveau hinaus an.

No pain no gain

Also: Ohne Anstrengung kein Gewinn. Wer nachhaltig seine Leistungsfähigkeit erhöhen und sein Gewicht reduzieren möchte, dem bleibt nichts anderes übrig, als an seine körperlichen Grenzen zu gehen. Anders funktioniert es nicht! Egal ob Sie bereits sportlich aktiv sind und immer waren oder ob Sie gerade erst das Gefühl entwickeln: Langsam muss ich etwas für mich tun, wenn ich nicht völlig einrosten möchte – HIT könnte Ihr Leben verändern. Was zahlreiche Anti-Aging-Produkte, Wellnessprogramme, Diäten oder »Gesundheitsmittelchen« versprechen – HIT hält es.

Wenn Sie regelmäßig und konsequent Ihr HI-Training absolvieren, brauchen Sie sich vor dem Älterwerden nicht zu fürchten. Sie bleiben lange attraktiv und leistungsfähig, Sie versetzen Ihren Körper in die Lage, sich schnell zu regenerieren, und beugen den meisten Zivilisationskrankheiten, wie Herz-Kreislauf-Erkrankungen oder Diabetes Typ 2, erfolgreich vor.

Ideal: laufen

Sie könnten HIT beispielsweise mit dem Fahrrad ausüben, indem Sie abwechselnd in einem niedrigen Gang zügig fahren und in einem hohen Gang mit aller Kraft Vollgas geben. In vergleichbaren Intervallen können Sie auch schwimmen. Für ein regelmäßiges und effizientes HI-Training schlagen wir Ihnen hier das Laufen vor. Das Training sieht dann – zunächst ganz grob skizziert – folgendermaßen aus: Anstatt wie bisher über ein paar Kilometer in gleichmäßigem Tempo zu joggen, verändern Sie zwischendurch immer wieder die Intensität: Sie verschärfen kurzzeitig spürbar das Tempo, um damit den beteiligten Muskeln den notwendigen Wachstumsimpuls zu geben.

Wer über lange Zeit gar nichts von Bewegung wissen wollte, deutliches Übergewicht oder Gelenkprobleme hat, wird vielleicht nicht gleich laufen wollen oder können. In diesem Fall können Sie mit dem Walken beginnen und sich dann allmählich steigern. Ab Seite 56 finden Sie einen ausführlichen Test, der Sie zur für Sie derzeit besten Methode und dem optimalen Trainingsplan führt.

Wie intensiv ist eigentlich »high intensiv«?

Natürlich ist es schwer, die Intensität von Anstrengung einzuschätzen, sie hängt von der individuellen körperlichen Verfassung und Fitness ab. Eine gute Möglichkeit, sein subjektives Empfinden als Messgröße einzusetzen,

> **GU-ERFOLGSTIPP**
>
> **MIT KÖPFCHEN TRAINIEREN**
>
> Anpassungsvorgänge des Körpers im Sinne einer Superkompensation werden nur ausgelöst, wenn eine bestimmte Reizstärke überschritten wird. Machen Sie sich immer wieder bewusst, dass Sie in den Intensivphasen alles geben müssen – noch nicht gleich am Anfang, aber es sollte Ihr Ziel sein, wirklich HI, also »hoch intensiv« zu trainieren. Genau das wird Sie zum gewünschten Erfolg führen: einem fitten, schlanken, straffen und gesunden Körper mit einer prima Ausstrahlung.

HIT – AUF EINEN BLICK

High Intensity Training, das heißt:

> Ausdauer und Kraft werden gleichzeitig trainiert.
> Sie trainieren ausschließlich laufend (oder zum Einstieg eine Zeit lang walkend).
> Es wird in Intervallen gearbeitet: einige Minuten gemäßigtes Tempo, dann für kurze Zeit höchste Intensität – immer im Wechsel (Trainingspläne finden Sie ab Seite 62).
> Dreimal pro Woche wird trainiert, zwischendurch immer ein oder zwei Tage Pause – die Muskeln regenerieren und machen sich fit fürs nächste Mal.
> Ergänzend können Sie nach Wunsch mit einigen Kraftübungen gezielt einzelne Muskelpartien aufbauen (ab Seite 70), zudem gibt es Dehnvorschläge für alle Muskelgruppen (ab Seite 84). So wird Ihr HI-Training noch effektiver.

SPORT MACHT AUCH GEISTIG FIT
Er setzt nämlich Nervenwachstumsstoffe frei. Bei einer genau gleichen geistigen Tätigkeit wurde bei bisher »faulen« Personen nach regelmäßigem Training eine deutlich ökonomischere Hirnarbeit festgestellt, das heißt, es mussten weniger Gehirnareale beansprucht werden als vorher.

bietet der eigene Atem: In den intensiven Phasen sollte Ihr Atem »sehr, sehr schwer« gehen. Das entspricht der Stufe 8 auf der sogenannten Borgskala, die die empfundene Atemnot in einer Einteilung von 1 bis 10 erfasst (siehe Seite 61). Außerdem werden Sie erfahren, wie Sie sich beim Laufen zusätzlich anhand des Pulses orientieren können.

Ran ans Fett!

Lassen Sie nicht zu, dass die typischen Merkmale unserer heutigen Gesellschaft, wie Stress, Fastfood und wenig Bewegung, Ihre Lebensqualität auf Dauer beeinträchtigen. Nehmen Sie Ihr Glück selbst in die Hand! Das geht mit HIT leichter, als die meisten es für möglich halten. Denn sowohl der damit verbundene Muskelzuwachs als auch die gesteigerte Ausdauer führen zu nachhaltiger Gewichtsreduktion, mehr Wohlbefinden und Gesundheit, aber auch höherer Leistungsfähigkeit in Sport und Alltag. Und das Beste: Sie brauchen aufgrund der hohen Trainingsintensitäten nur wenig Zeit dafür.

Schlank sein will wahrscheinlich jeder. Und das nicht nur, weil es die Modewelt vorschreibt und es gerade »in« ist, nicht allzu viel auf die Waage zu bringen. Unabhängig von solchen eher kurzlebigen Zeiterscheinungen bleibt festzuhalten: Schlanksein ist für den Körper genauso vorteilhaft wie für die Psyche. Schauen wir uns einige Fakten hierzu genauer an.

Schlanksein ist gesund

Warum? Weil das Risiko deutlich sinkt, an Diabetes zu erkranken oder einen Herzinfarkt zu erleiden. Schon fünf bis zehn Prozent weniger Gewicht senkt Blutdruck und Cholesterin. Die Vorteile des Idealgewichts sind wirklich überzeugend, im Folgenden seien nur ein paar genannt:

> Sie altern langsamer.
> Sie leben länger.
> Sie wirken attraktiver.
> Sie haben mehr Ausdauer.
> Sie sind leistungsfähiger.
> Sie fühlen sich stärker, selbstsicherer und belastbarer.

KEIN MODETREND

Das Thema Abnehmen beschäftigt auch jede Menge Zeitschriften. Und das mit gutem Grund: Mit einem gesunden Körpergewicht lebt es sich besser – und meist auch länger.

Schlanksein macht glücklich

Warum? Weil weniger Gewicht unsere Hormonlage in die Balance bringt – zum Beispiel den »Wohlbefinden-Botenstoff« Serotonin. Zu viel Körperfett, insbesondere Bauchfett, reduziert dieses lebensnotwendige Hormon, das uns das Gefühl von Gelassenheit, Ausgeglichenheit, innerer Ruhe und Zufriedenheit gibt. Unter anderem ist es dadurch auch an unserem Appetit und Essverhalten, dem Gefühl der Sättigung und der Freiheit von Angst beteiligt. Ein ausreichend hoher Serotoninspiegel dämpft Gefühlszustände wie Aggressivität, Hunger, Kummer und Sorgen, Niedergeschlagenheit und Depressionen. Es lohnt also auch in dieser Hinsicht, die Fettpölsterchen anzugehen.

Allen Herausforderungen gewachsen

HIT schenkt Ihnen ein großes Plus an Gesundheit. Es steigert somit Ihre allgemeine körperliche Leistungsfähigkeit und Ihre

Widerstandskraft. Bedenkt man, dass wir heute raschen Klimaveränderungen und stets wechselnden Umweltbedingungen ausgesetzt sind, erschließt sich der Nutzen eines optimalen Leistungsvermögens des Organismus ganz von selbst. Die inzwischen »selbstverständlichen« Belastungen des modernen Alltags – Umweltgifte, klimatisierte Räume, Informationsflut, hoher Termindruck, enormer beruflicher Leistungszwang, das Reisen durch Zeitzonen in wenigen Stunden und so weiter – sind damit deutlich leichter und ohne Beeinträchtigung der Gesundheit zu meistern. Regelmäßiges HI-Training reduziert nicht zuletzt Stress und lässt uns auch in belastenden Situationen überwiegend heiter und gelassen reagieren.

Wir können Stressfaktoren nie aus unserem Leben eliminieren – dafür müssten wir beinahe die ganze Welt verändern. Aber wir können lernen, besser damit umzugehen und eine andere Einstellung zu all den großen und kleinen Herausforderungen zu entwickeln. Sportlich Aktive schaffen das meist besser. Bei ihnen nimmt die Konzentration der Stresshormone Cortisol, Adrenalin und Noradrenalin zwar zu, doch hemmt das Bewegungstraining

VON DER HEILKRAFT DER BEWEGUNG

Sport und Bewegung haben Einfluss auf zahlreiche Prozesse im ganzen Körper. Die Wirkungen sind durchweg positiv.

- **Im Gehirn:** Es werden vermehrt Neuronen gebildet, das steigert die Leistungsfähigkeit des Gehirns. Ein besseres Gedächtnis, gesteigerte Visionskraft und erhöhte Kreativität sind beispielsweise die Folge.
- **In den Muskeln:** Die Muskelmasse wächst, neue Blutgefäße werden gebildet, Traubenzucker und Fettsäuren können besser aufgenommen werden.
- **Verringerung des Fettgewebes:** Sowohl während der Bewegung als auch danach werden verstärkt Fettdepots abgebaut, was zu einer Gewichtsabnahme führt.
- **In der Leber:** Der Stoffwechsel verbessert sich. Glukose wird kontinuierlich freigesetzt – diesen permanenten Zuckerspiegel brauchen die Muskeln neben Fett, um ihre Arbeit leisten zu können.
- **Im Herzen:** Blutgefäße bilden sich neu. Die Wundheilung verbessert sich. Das gefürchtete Infarktrisiko sinkt.

gleichzeitig den Empfang der »Stresskuriere«. Das heißt: Ausdauertrainierte haben eine höhere Reizschwelle. Wo jemand früher vielleicht aus der Haut gefahren wäre, kann er nach einiger Zeit des Trainings mit Humor reagieren und nicht nur über andere, sondern sogar über sich selbst lächeln.

Die beste Altersvorsorge

Die Frau hat ihre maximale körperliche Leistungsfähigkeit (gemessen an der Sauerstoffaufnahme des Organismus) im Alter von 16 Jahren erreicht, der Mann mit 18. Ohne Gegenmaßnahmen geht es danach bergab. Eine Gesetzmäßigkeit lautet: Das Leistungsvermögen eines Körpers ist außer vom Erbgut vor allem von der Qualität und Quantität seiner Beanspruchung abhängig. Wenn Sie also etwas für die Entwicklung und Erhaltung der Funktionsfähigkeit Ihres Körpers tun möchten, dann ist es im Alter ab 30 wichtig, große Muskelgruppen dynamisch zu beanspruchen. Damit beugen Sie sowohl Herz-Kreislauf- als auch Stoffwechselkrankheiten vor. Später geht es dann auch darum, altersbedingten körperlichen und geistigen Leistungseinbußen entgegenzuwirken. Denn bleiben Ausdauer- und Kraftbeanspruchung großer Muskelgruppen längere Zeit unterhalb einer bestimmten Reizschwelle, verlieren auch verschiedene Organe ihre Funktions- und Leistungsfähigkeit. Man spricht dann von »Alterserscheinungen« – die sich aber eindämmen lassen.

Experten sagen, dass regelmäßige sportliche Übungen ab dem 40. Lebensjahr den Einfluss biologischer Alterungsvorgänge verlangsamen und uns gewissermaßen gestatten »20 Jahre lang 40 Jahre alt zu bleiben«. Der US-amerikanische Mediziner Ralph S. Paffenbarger belegte sogar eine höhere Lebenserwartung trainierender, älterer Menschen. Er veröffentlichte zahlreiche Studien über die nachweisbare Beziehung zwischen regelmäßiger körperlicher Aktivität und Langlebigkeit.

DIE HIT-EFFEKTE

Was Sie mit HIT erreichen können, kann sich sehen – und vor allem fühlen – lassen:
> optimiertes Körpergewicht
> vergrößerter Herzmuskel, verbesserte Herzleistung
> gesenkter Ruhepuls
> ausgeglichener Blutdruck
> geringere Arterienverkalkung
> erhöhtes Lungenvolumen
> erhöhte Sauerstoffaufnahme
> straffere Haut
> erhöhte Knochendichte
> mehr Ausgeglichenheit und Lebensfreude

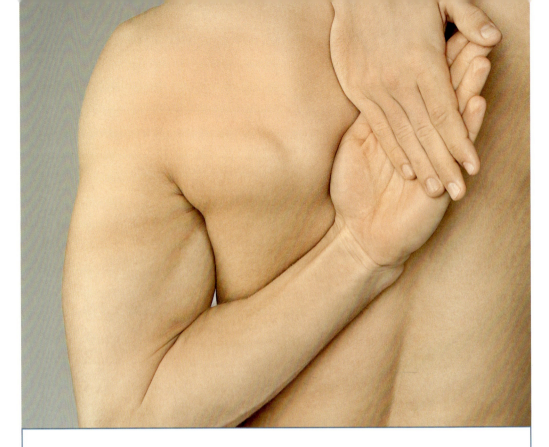

Unsere Kraftmaschinen – die Muskeln

Rund 650 Muskeln stehen dem menschlichen Körper zur Verfügung. Ohne sie wären weder Bewegung noch Leben überhaupt möglich. Die Augenmuskeln allein beispielsweise an- und entspannen sich etwa 100 000-mal am Tag. Zum Stirnrunzeln benötigen wir um die 40 Muskeln, beim Lachen sind es 17. Unsere Muskulatur wiegt mehr als unser Knochengerüst. Während sie etwa 40 Prozent unseres Körpergewichts ausmacht, liegt der Anteil des Skeletts nur bei ungefähr 14 Prozent.

Wie aber wirken die Muskeln im Gesamtorganismus? Sind sie wirklich nur Motoren? Forscher glauben mittlerweile, die Muskulatur sei nach dem Gehirn unser komplexestes Organ. Sie beeinflusst viele andere Körpervorgänge, insbesondere eben den für uns hier interessanten Fettstoffwechsel.

Einige unserer Muskeln können wir gezielt nutzen, andere arbeiten, ohne dass wir es bewusst beeinflussen können – beispielsweise der Herzmuskel oder jene, die bei der Verdauung eine Rolle spielen. Unser Augenmerk hier gilt den »willkürlichen« Muskeln, die wir willentlich einsetzen und somit gezielt trainieren können. Ohne sie könnten wir uns nicht bewegen. Deshalb ist ihr ständiger Gebrauch lebenswichtig. Werden die Muskeln nicht benutzt, bilden sie sich zurück. Wer sich also zu wenig bewegt, lässt seine Muskulatur verkümmern. Es ist wirklich erstaunlich: Drei Wochen Bettruhe schwächen die Muskulatur mehr als zwei Jahrzehnte des Alterns!

KLARE BEWEISE

Immer mehr Wissenschaftler nahmen sich in den letzten Jahren der Muskeln an – und entdeckten Erstaunliches: Sich selbst steuernd und auf die vielfältigsten Mechanismen im Körper Einfluss nehmend, sind unsere Muskeln weit bedeutsamer, als man bisher glaubte. Selbst das Immunsystem kann von ihnen gestärkt werden.

Der Aufbau der Muskeln

Für jede Bewegung ist das Zusammenspiel von Muskeln und Nerven notwendig. Schon bei kleinen Änderungen der Mimik oder der Fingerstellung ist eine Vielzahl von Muskeln im Einsatz. Sie werden von Gehirn und Rückenmark gesteuert. Deren Befehle erhalten sie über die Nerven. Die Informationsübertragung von den Nervenzellen zu den Muskelzellen findet über sogenannte Synapsen statt. Jede Bewegung setzt das Zusammenziehen und Erschlaffen der Muskeln voraus – ein Vorgang, der Energie benötigt. Dafür werden die Muskeln über ein dichtes Netzwerk feiner Blutgefäße (Kapillaren) mit Kohlenhydraten, Fetten und Eiweißen versorgt.

Komplexe Faserbündel

Muskeln bestehen aus Faserbündeln. Legt man sie unter ein Mikroskop, zeigt sich, dass diese aus weiteren Untereinheiten bestehen: den eigentlichen Muskelzellen. Sie beinhalten sogenannte Myofibrillen, die sich aus Sarkomeren zusammensetzen, die wiederum aus zwei Eiweißen bestehen, dem Aktin und dem Myosin. Zur Kontraktion kommt es, wenn diese sich auf einen Nervenim-

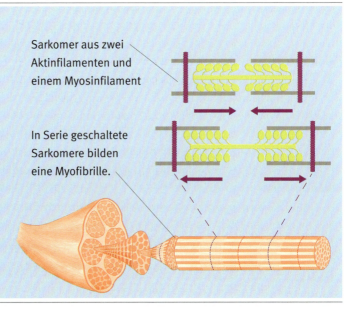

MUSKELFASERN

Muskeln sind recht kompliziert aufgebaut, wie die Abbildung zeigt. Bei Anspannung gleiten die Myosinfilamente ineinander. Wenn sich die Myosinköpfchen vom Aktin lösen, kann sich das Sarkomer verlängern.

Sarkomer aus zwei Aktinfilamenten und einem Myosinfilament

In Serie geschaltete Sarkomere bilden eine Myofibrille.

BESTENS KONSTRUIERT

Selbst scheinbar simple Körpervorgänge basieren auf höchst komplexen Zusammenhängen.

puls hin ineinander verschieben. Der Körper braucht außerdem Myostatin. Dieses Protein wacht darüber, wie stark und körperlich kraftvoll Lebewesen werden: Je weniger sich davon im Körper befindet, desto mehr Muskeln weist er auf. Muskeln stellen diesen Signalstoff selbst her und steuern damit ihre eigene Größe.

Myostatin ist ein Vermittler zwischen den Muskeln des Körpers und seiner Fettmasse. Ein niedriger Myostatin-Spiegel bedeutet: viele Muskeln und wenig Fett. In Zeiten des Hungers jedoch muss vorgesorgt werden, man darf keinesfalls Kraft verschwenden – der Myostatin-Spiegel steigt. Der Speichermodus lautet nun: weniger Muskeln, mehr Fett.

Trainingseffekte auf den Muskel

Ein Muskel besteht aus roten, »langsamen« und weißen, »schnellen« Fasern. Die roten haben die Aufgabe, die Ausdauerleistung zu verbessern, die weißen fördern Schnelligkeit und Kraft. Wer Ausdauersportarten wie Laufen, Fahrradfahren, Schwimmen oder Walken betreibt, trainiert damit klar und spezifisch Herz-

Kreislauf, Stoffwechsel und Immunsystem. Die roten Muskelfasern sind angesprochen, nicht aber die weißen und damit auch nicht der Muskelaufbau. Beim Krafttraining hingegen, bei dem der Muskel zum Beispiel durch das Heben von Gewichten einem besonders intensiven Reiz ausgesetzt ist, werden Sehnen, Bänder, Gelenke und die weißen Muskelfasern trainiert: Die Muskeln werden nicht nur leistungsfähiger, sie wachsen auch. Und zwar indem sich die Anzahl der Muskelfasern erhöht und sich der Querschnitt der Muskeln etwas vergrößert. HIT bildet somit die Antwort auf die lange Zeit im Raum schwebende Frage, wie sich effizient Ausdauer und Muskelmasse zugleich gewinnen lassen.

POSITIVE EFFEKTE DES MUSKELAUFBAUS

- Verbesserung der Körperhaltung
- verbesserte Körperwahrnehmung
- gesteigerte Fettverbrennung, da die Muskeln viel »Nahrung« brauchen
- Gelenkentlastung
- Vorbeugung von Osteoporose
- Entlastung der Bandscheiben durch kräftigere Rückenmuskulatur

Schwitzen an Maschinen?

Bislang hieß es: Laufen plus Krafttraining. Doch für ein ordentliches – und gesundes – Muskelwachstum müssen Sie nicht unbedingt ins Fitnessstudio gehen. Sie brauchen keine Hanteln zu stemmen und nicht an Kraftmaschinen zu schwitzen. Schließlich sagt die Statistik, dass dafür den meisten Menschen ohnehin die längerfristige Motivation fehlt: Von zehn, die ein Krafttraining beginnen, werfen neun schon nach kurzer Zeit die Flinte wieder ins Korn. Die Ursache haben psychologische Studien der Sporthochschule Köln ergründet: Die Ziele werden zu hoch gesteckt und können in der erwarteten Zeit nicht erreicht werden. Außerdem ist das Training eher eintönig und langweilig, gleichzeitig der Aufwand aber relativ hoch. Damit sinkt die Motivation natürlich ganz schnell gegen null.

Mit Freude und an der frischen Luft

Unser HIT-Angebot hingegen nutzt die Akzeptanz und Freude am Joggen oder auch Walken. So trainiert es den Körper auf eine Weise, die gleichzeitig die roten und die weißen Muskelfasern wachsen lässt. Das Geheimnis ist der Rhythmus zwischen norma-

> **GU-ERFOLGSTIPP**
>
> **VON ANFANG AN RICHTIG MOTIVIERT**
>
> HIT reißt einen mit. Das Potenzial dieser Trainingsform ist enorm, und so spüren Sie vielleicht nach dem Lesen der einleitenden Seiten bereits eine gewisse Euphorie, Ihrem Körper und Ihrem Leben damit neuen Schwung zu geben. Nutzen Sie diese Anfangsmotivation: Legen Sie los! Vor allem aber: Setzen Sie sich realistische Ziele, die Sie zudem in Zwischenziele unterteilen können. Dann haben Sie immer wieder Grund zum Feiern – und Lust zum Weitermachen.

ler Belastung und plötzlichen Intensitäten – sogenannten Spurts –, die den Muskel extrem belasten und eine Superkompensation (siehe ab Seite 11) anregen.

Voraussetzung dafür ist, dass die superhohe Intensität eine bestimmte Zeit durchgehalten wird – zum Einstieg beginnen wenig Trainierte mit bloßen zehn Sekunden – und danach wieder die »normale« Ausdauerfrequenz folgt. Wichtig ist außerdem, der durch das Training ermüdeten Muskulatur zwölf bis 72 Stunden zur Erholung zu lassen. Ein bis zwei Pausentage nach einem HIT-Tag sind also Pflicht. In genau dieser Zeit wird sich der Muskel auf die neuartige Belastung einstellen. Er tut in dieser Pause genau das, was wir uns von ihm wünschen: Er wächst.

HIT und optimaler Muskelaufbau

Wer HIT trainiert, wird schnell merken, dass seine Leistungsfähigkeit steigt. Das klingt zunächst vollkommen selbstverständlich. Doch der Grund dafür kann auch noch detaillierter beschrieben werden: Es geht nämlich um feine Stoffwechselanpassungen im Muskel. Nach zwölf Wochen lassen sich diese positiven Veränderungen per Biopsie deutlich in der Muskelzelle nachweisen. Was genau passiert da?

Wachstum der Mitochondrien

Mitochondrien sind die »Energiekraftwerke« der Muskelzelle, sie sind ausschlaggebend für Ihre Leistungsfähigkeit. Deshalb: Je größer sie sind und je mehr Sie davon haben, desto besser. Um zu wachsen und zu arbeiten, brauchen diese Powerstationen Enzyme, im engeren Sinne Eiweißprodukte, die Stoffwechselprozesse beschleunigen können. Die »Tuningchips« Mitochondrien vermehren sich bei HI-Trainierenden deutlich, sie wachsen in Anzahl und Größe – genau so also, wie wir es wollen.

SCHÖNE, SCHLANKE MUSKELN

Insbesondere Frauen scheuen sich oft, ihre Muskeln zu trainieren, weil sie fürchten, dann bald maskulin zu wirken. Diese Gefahr besteht mit HIT keinesfalls. Das Laufen schenkt Ihnen schlanke, lange Muskeln, die auch einen weiblichen Körper nur schöner machen. Und selbst wenn Sie regelmäßig zusätzlich die Kraftübungen (ab Seite 70) absolvieren, wird Ihr Körper von innen heraus gestrafft und anmutig geformt. Muskeln aufzubauen tut Männern wie Frauen also gleichermaßen gut – ästhetisch wie gesundheitlich.

Mehr Myoglobin

Dieser Sauerstoffträger – verantwortlich für die rote Farbe des Blutes – sorgt für den optimalen Transport des Sauerstoffs im Körper und hat damit ebenfalls einen direkten Einfluss auf die Leistungsfähigkeit. Je mehr Myoglobin wir im Blut haben, umso besser. Das Gute: Auch sein Anteil wächst mit HIT.

Größere Glykogendepots

In unseren Muskeln lagert Zucker. Werden die Speicher größer, kann auch mehr von diesem Glykogen darin untergebracht werden. Das ist dann die Menge, die nicht mehr in die Fettzellen eingeschleust werden muss. So steht dem Körper direkt mehr Energie zur Verfügung, die Fettzellen verhungern allmählich.

Richtig trainieren

Die beschriebenen Stoffwechselanpassungen im Muskel werden nur dann ausgelöst, wenn Sie Ihr HI-Training richtig ausführen. Es muss genügend Reiz auf den Muskel ausgeübt werden, damit er die Notwendigkeit empfindet, sich an die höhere Belastung anzupassen. Wer immer im gewohnten Trott läuft, wird davon nicht profitieren. Das Gleiche gilt natürlich für alle anderen bereits erwähnten Anpassungen wie regulierter Blutdruck oder die Verbesserung der Herzleistung. Wie das HI-Training genau aussieht, erfahren Sie ab Seite 44 detailliert.

MUSKELPROTZE MIT WENIG HIRN?

Klischees über Anhänger des Krafttrainings gehören zwar noch nicht ganz der Vergangenheit an. Doch überholt sind sie allemal. Denn wer seine Muskulatur regelmäßig trainiert, beweist damit in Wahrheit Intelligenz und Weitsicht.

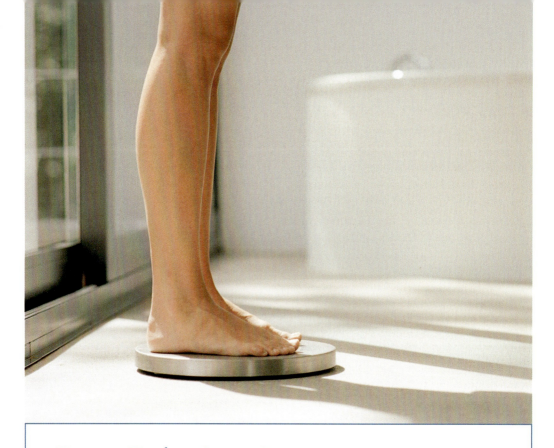

Das Geheimnis der Schlankheit

HIT ist die »neue Schlankheitsformel«. Es ist zurzeit die effizienteste Methode, um Körperfett abzubauen. Da bei dieser neuartigen Trainingsform Herz-Kreislauf-System und Muskulatur gleichzeitig gestärkt werden, nehmen Sie ab und bauen zugleich straffende und knackig formende Muskeln auf. Warum HIT so gut funktioniert, das können Sie im Folgenden genauer erfahren. So lüften Sie das Geheimnis des Schlankseins und lernen dabei auch gleich, es für sich zu nutzen.

Kalorien – auch hier das A und O

Keine Angst – ums Kalorienzählen geht es bei dieser Art des Abnehmens nicht. Dennoch spielen diese Energieeinheiten beim Verständnis dessen, was HIT bewirkt, eine entscheidende Rolle. Im Einzelnen: Während einer HIT-Einheit geht der Körper eine Sauerstoffschuld ein, dadurch kommt es zum sogenannten Afterburneffekt, dem Nachbrenneffekt: Eine Menge Kalorien wird nämlich erst nach einer Trainingseinheit und nicht während dieser verbrannt. Das bedeutet: Die Stoffwechselrate und damit die Anzahl an Kalorien, die der Körper verbrennt, steigt nach einer HIT-Einheit stark an und bleibt für den ganzen Rest des Tages erhöht. Für eine effiziente Fettverbrennung ist nur interessant, wie viele Kalorien man im Laufe eines Tages verbraucht. Deshalb macht es auch am meisten Sinn, seine HIT-Einheiten direkt nach dem Aufstehen zu absolvieren. Dann verbrauchen Sie für den Rest des Tages automatisch mehr Kalorien, auch wenn Sie sich nicht mehr großartig bewegen.

Ein weiterer Grund, HIT einem herkömmlichen Ausdauer- oder Cardiotraining vorzuziehen: Nach einer HIT-Einheit greift der Körper vermehrt auf Fett als Energielieferant zurück. Es gibt verschiedene Studien, die zu diesem Thema interessante Ergebnisse liefern. So wurde beispielsweise auf der Internationalen Consensus-Konferenz in Köln im Dezember 2009 davon berichtet, dass man Probanden je zur Hälfte in eine Ausdauertrainings- und eine HIT-Gruppe eingeteilt hatte. Obwohl die HIT-Gruppe während ihrer aktiven Einheit weniger Kalorien verbrannte, war ihr Körperfettanteil nach 15 Wochen wesentlich niedriger als bei denen, die ein herkömmliches Cardiotraining absolvierten. Es funktioniert also wirklich!

DER SCHLANK-HIT
Beim speziellen HI-Intervalltraining wird auf besonders effektive Weise das Verhältnis von Muskel- zu Fettmasse verbessert: Es strafft, formt und macht vor allem schlank.

Die Fettverbrennungsmaschinen des Körpers

Schauen wir uns genauer an, wie der Körper mit seinem Fett umgeht und wodurch er es schmelzen lässt. Darüber gut Bescheid zu wissen, wird Sie noch leichter trainieren und mit noch mehr Motivation ausgewogen essen lassen. Beides zusammen bringt den gewünschten Erfolg.

AUF TRAB KOMMEN
Körperliche Aktivitäten und bewusste Bewegung machen je nach Lebensstil etwa 15 bis 30 Prozent des täglichen Energieverbrauchs aus. Durch einfache Verhaltensänderungen – mit dem Fahrrad zur Arbeit kommen, Treppensteigen statt Aufzug fahren – lässt er sich erhöhen.

Der Stoffwechsel

Unser Körper ist stets bemüht, eine ausgeglichene Energiebilanz herzustellen. Das heißt, er versucht, den Verbrauch und die Zufuhr von Kalorien auszubalancieren. Die Zufuhr erfolgt über unsere Nahrung, bestehend aus Fetten, Kohlenhydraten, Eiweiß etc. Der Verbrauch wird vom Bedarf an Energie festgelegt: Sie wird für unsere Aktivitäten gebraucht, zugleich benötigt sie der Körper für lebensnotwendige Grundfunktionen wie Atmung, Herzschlag oder Verdauung. Beide zusammen bilden unseren Gesamtumsatz, ersteres ist der Arbeitsumsatz, letzteres entspricht dem Grundumsatz, der stark von Körpergewicht, Alter und Geschlecht beeinflusst ist.

Der Arbeitsumsatz

Wer sich mehr bewegt, verbraucht mehr Energie. Alle auf Sport beruhenden Abnehmversuche bauen letztlich auf dieser schlichten Tatsache auf. In diesen Energieumsatz fließen aber alle körperlichen Aktivitäten ein: Arbeit, Spaziergänge, Einkaufstouren per Rad oder eben Sport. Ein Bauarbeiter hat demnach natürlich einen deutlich höheren Arbeitsumsatz als ein Büroangestellter. Wenn Sie beginnen, regelmäßig Sport zu treiben, wird sich Ihr Arbeitsumsatz steigern. Und mit HIT wird der Effekt aufgrund der hohen Intensitäten noch mal größer – Sie verbrennen dauerhaft ordentlich Fett.

WAS HEISST DAS: STOFFWECHSEL?

Durch den Stoffwechsel wird dem Körper die Energie bereitgestellt, die er für sämtliche Körperfunktionen braucht. Es handelt sich dabei um einen biochemischen Prozess, in dem Kalorien verbrannt werden, um Energie zu produzieren. Es gibt den anabolen und den katabolen Stoffwechsel. Diese beiden Prozesse arbeiten im Tandem: Während der anabole aus Nährstoffen Zellen und Gewebe produziert, verbrennt der katabole Fett, um dem Körper die notwendige Energie zur Verfügung zu stellen.

Kalorienverbrauch

Diese Tabelle zeigt den Energieverbrauch bei unterschiedlichen Tätigkeiten nach jeweils 15 Minuten. Da das Körpergewicht beim Kalorienumsatz eine Rolle spielt, wird der Verbrauch für Menschen mit 60, 80 und 100 kg angegeben.

Aktivität	60 kg	80 kg	100 kg
Laufen (15 km/h)	240 kcal	320 kcal	410 kcal
Squash	195 kcal	264 kcal	326 kcal
Seilspringen	150 kcal	203 kcal	263 kcal
Bergwandern	133 kcal	177 kcal	219 kcal
Schwimmen (1,5 km/h)	126 kcal	174 kcal	225 kcal
Laufen (9 km/h)	125 kcal	175 kcal	225 kcal
Inlineskaten	109 kcal	144 kcal	180 kcal
Rasenmähen	104 kcal	140 kcal	174 kcal
Intensives Tanzen	96 kcal	127 kcal	160 kcal
Radfahren (15 km/h)	93 kcal	124 kcal	155 kcal
Badminton	90 kcal	121 kcal	149 kcal
Walken	74 kcal	99 kcal	124 kcal
Putzen	59 kcal	78 kcal	98 kcal
Spazierengehen	54 kcal	72 kcal	90 kcal
Bügeln	30 kcal	40 kcal	50 kcal
Auto fahren	22 kcal	37 kcal	52 kcal
Fernsehen	18 kcal	27 kcal	35 kcal
Schlafen	13 kcal	17 kcal	19 kcal

JO-JO ADE

Mit HIT gibt es keinen Jo-Jo-Effekt wie etwa nach kalorienreduzierten Diäten. Warum? Weil Sie mit der aufgebauten Muskelmasse Ihren Grundumsatz und damit Ihren Verbrauch permanent hoch halten. Die Energiebilanz befindet sich also – zumindest bei ausgewogener Nahrungsaufnahme – automatisch im Gleichgewicht.

DIE METABOLISCHE RATE

Auf den Grundumsatz im Ruhezustand entfallen rund 60 bis 75 Prozent der Kalorien, die man täglich verbrennt. Diese metabolische Rate ist die Summe aller Stoffwechselvorgänge. Je höher sie ist, desto leichter und schneller verbrennen wir Fett. Zahlreiche Faktoren haben darauf Einfluss: Alter, Gewicht, Geschlecht und Vererbung beispielsweise. Die meisten dieser Faktoren stehen fest. Am leichtesten beeinflussen aber lässt sich der Grundumsatz über den Muskelaufbau. Mehr Muskeln = mehr Fettverbrennung = höhere metabolische Rate im Ruhezustand.

Der Grundumsatz

Ohne dass Sie aktiv irgendetwas tun, verbrauchen Sie Kalorien – Minute für Minute: für die Atmung, die Erhaltung der Körpertemperatur, die Verdauung, die Vorgänge im Gehirn und so weiter. Auch die Muskeln verbrennen unentwegt Energie – selbst wenn Sie schlafen. Und genau hinter diesem Zusammenhang verbirgt sich der Kniff zum Abnehmen: Sie können die Höhe Ihres Grundumsatzes aktiv beeinflussen, durch Muskelaufbau, weil Muskelgewebe deutlich mehr Kalorien verarbeitet als Fettgewebe. Das bedeutet: Körper mit vielen Muskelzellen verbrennen mehr Fett als muskelarme Körper – auch wenn sie sich gerade nicht bewegen. HIT wirkt also auch deshalb so gut, weil es Ihnen Muskeln beschert, die dann das lästige Fett zum Schmelzen bringen. Es erhöht also Ihren Grund- ebenso wie Ihren Arbeitsumsatz.

Eine Formel für Ihr Wunschgewicht?

Folgendes steht fest: Entspricht die Anzahl der zugeführten der Anzahl der verbrauchten Kalorien, befindet sich der Körper im Zustand einer ausgeglichenen Energiebilanz. Das heißt, Sie nehmen weder zu noch ab. Bei einer positiven Bilanz – also mehr Zufuhr als Verbrauch – kommt es zur Gewichtszunahme. Übersteigt der Verbrauch jedoch die Zufuhr an Kalorien, nehmen Sie ab.

So einfach? Theoretisch ja, doch praktisch ist es etwas komplizierter. Es ist nämlich fast unmöglich, exakt die verbrauchten von den zugeführten Kalorien zu subtrahieren. Zwar ist es verhältnismäßig leicht, die Menge der aufgenommenen Kalorien zu schätzen und dabei auch das Verhältnis von Fett, Kohlenhydraten, Proteinen und Ballaststoffen zu berücksichtigen. Jedoch ist es ungleich schwerer, den Verbrauch zu definieren. Denn es gibt zahlreiche Einflussfaktoren – Geschlecht, Alter, Gewicht, Zusammensetzung des Körpers und so weiter.

Klare Anregungen, keine starren Regeln
Daher geben wir Ihnen in diesem Buch auch keine Vorgaben, wie viele Kalorien Sie zu sich nehmen sollen. Die Größen, die beeinflussen, wie viel Energie Sie täglich verbrauchen, sind zu individuell. Und damit auch das Maß an Energie, die Sie zu sich nehmen sollten. Dazu kommt: Vielleicht wollen Sie nur ein paar Pfunde loswerden, vielleicht viele, viele Kilos. Vielleicht wollen Sie Ihr Gewicht einfach halten und sich etwas straffere Formen zulegen. All das ist mit HIT möglich. Und in jedem Fall sind auch die ab Seite 32 vorgestellten Ernährungsrichtlinien und die ab Seite 94 gezeigten Rezepte für Sie sinnvoll. Wozu Sie dieses Buch anregen will, ist, dass Sie die Zusammenhänge um Muskeln und Fett, Stoffwechsel, Ernährung und HI-Bewegung so weit verstehen, dass Sie für sich selbst das Optimum herausfinden.
Für das Training selbst bekommen Sie natürlich ganz klare Vorgaben: Ab Seite 56 finden Sie einen umfangreichen Test, der Ihnen genau sagt, mit welchem der Trainingpläne ab Seite 62 Sie loslegen sollten.

> **GU-ERFOLGSTIPP**
>
> **DEM ÜBERGEWICHT AUF DER SPUR**
>
> Kommen Sie sich selbst auf die Schliche: Woher stammt eigentlich Ihr Übergewicht? Essen Sie zu viel oder unausgewogen? Bewegen Sie sich zu wenig? Viele Menschen überschätzen ihre tägliche körperliche Aktivität, unterschätzen aber, wie viel sie so über den Tag verteilt essen. Beobachten Sie sich mal ein paar Tage lang. Was essen Sie wann? Und warum eigentlich? Und wann bewegen Sie sich wirklich aktiv? Je besser Sie wissen, wie Sie sich momentan verhalten, umso leichter können bessere Gewohnheiten – und ein langfristiges HI-Training – in Ihr Leben Einzug halten.

Die Muskeln

Wie Sie mittlerweile wissen, gehören die Muskeln unbedingt zu den Fettverbrennungsmaschinen des Körpers. Sie verbrennen pro Pfund und Tag 30- bis 50-mal mehr Kalorien, als das Fett das tut. Sie aufzubauen lohnt daher sehr – im Leben passiert allerdings leider eher das Gegenteil: Mit zunehmendem Alter sinkt der Anteil der Muskulatur am Köpergewicht, wir bauen ab. Dadurch aber sinkt auch der Grundumsatz: Wir verbrauchen weniger Energie – und nehmen tendenziell zu.
Selbst bei Freizeitsportlern ist das nicht zwingend anders. Denn bei den meisten Sportarten ist der Reiz auf die Muskeln nicht hoch genug, um den Stoffwechsel spürbar zu beeinflussen. Gera-

de das beliebte Joggen wird oft bei 60 Prozent der maximalen Leistungsfähigkeit absolviert. Der Atem geht bereits schwer – aber auf die metabolische Rate wirkt sich ein solches Training nicht aus. Das dadurch angeregte Muskelwachstum ist zu gering.

Fazit

Der Verbrauch von Kalorien wird sowohl von der Nahrungsaufnahme als auch von körperlichen Aktivitäten bestimmt. Doch den größten Einfluss hat unsere metabolische Rate – der Stoffwechsel in Ruhe. Er wiederum ist abhängig vom Gewicht und der vorhandenen Muskelmasse: je mehr fettfreie Masse, desto effizienter der Stoffwechsel. Der beste Weg, Fett in Muskeln umzuwandeln, ist Krafttraining. Gleichzeitig hilft Ausdauertraining hervorragend dabei, das Gewicht zu reduzieren. Daraus folgt: HIT als Kombination von beidem, mit seinen speziell gewählten Trainingsumfängen und Trainingsintensitäten für Muskelaufbau und Ausdauer ist der effizienteste Weg zu dauerhaftem Wunschgewicht.

Die körpereigenen Botenstoffe

Zu dieser dritten Fettverbrennungseinheit des Körpers gehören die Botenstoffe. Sie tragen dem Laien so wenig sagende Namen wie Interleukin-6 oder VEGF, *Vascular Endothelial Growth Factor*.

Interleukin-6 lässt Fett schmelzen

Dieser Botenstoff regt das Fettgewebe an, Energie zu verbrennen, also Fett abzubauen. Zudem bekommt die Leber die Botschaft, verstärkt Zuckerdepots abzubauen. Forschungsarbeiten der dänischen Wissenschaftlerin Bente Pedersen haben gezeigt, dass intensive Muskelarbeit die Konzentration von Interleukin-6 (IL-6) im Blut extrem steigert. Die gut trainierten Muskeln schütten den Botenstoff dann vermehrt aus und ermutigen damit auch einige Organe, Energie zu verbrennen. Neben ihrer Funktion als Fettverbrennungsbotschafter agieren die IL-6-Moleküle als Kurierzellen, die dafür sorgen, dass Botenstoffe von einer Zelle zur anderen getragen werden. Sie sind damit auch Voraussetzung für ein effektives Vorgehen unseres Immunsystems gegen Eindringlinge.

ZEITENWANDEL

Muskeln, bei denen man früher oft einfach nur an die »Muckibude« dachte, gehören heute zu einem bevorzugten Forschungsgebiet von Biologen und Medizinern. Auch HIT ist letztlich ein Ergebnis der modernen Wissenschaft – gepaart mit der Experimentierfreude von herausragenden Sportlern wie Arthur Jones und Mike Mentzer (siehe Seite 11).

TRAINING NACH MASS

Wichtig ist, die Ausschüttung des Botenstoffs Interleukin-6 dosiert zu erhöhen. Eine unkontrollierte Steigerung würde das Immunsystem schnell überfordern. Denn IL-6 ist auch als sogenannter Entzündungsmediator bekannt. Beispielsweise Schnupfen, Husten oder Heiserkeit könnten begünstigt werden, wenn sich plötzlich zu viel davon im Blut bewegt. Das HI-Training ist exakt darauf abgestimmt, die für die Fettverbrennung günstigen Eigenschaften dieses Botenstoffs zu nutzen und die unerwünschten Einflüsse auf das Abwehrsystem des Körpers zu vermeiden. Zudem hilft die hier empfohlene antiinflammatorische Ernährung (siehe ab Seite 34), den Körper gesundzuerhalten.

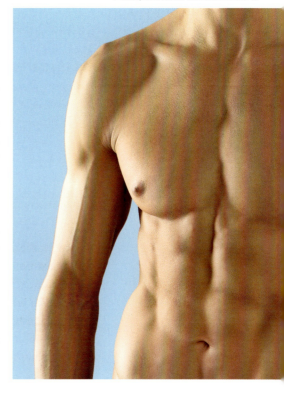

Muskeln machen nicht nur gesund, sondern auch attraktiv.

Erhöhte Kapillardichte durch VEGF

Gut trainierte Muskeln produzieren auch verstärkt den bereits erwähnten Botenstoff VEGF, der aus Proteinen und Kohlenhydraten besteht. Seine Aufgabe ist es, die Zellmembran zu stabilisieren und die Zellfunktionen zu optimieren. Das heißt, VEGF regt auch das Wachstum neuer Blutgefäße an und somit den Ausbau der Transportwege für die den Körper versorgenden Stoffe. Das sind die feinsten Verästelungen der Adern, bekannt als die sogenannten Kapillare.

Da HIT die Muskeln trainiert, erhöht es den Anteil des VEGF und damit letztlich auch die Kapillardichte – mit weiteren positiven Folgen für den Körper: Denn ihm steht durch die erweiterten Kapillare, die beim Training zudem intensiv geöffnet werden, deutlich mehr Sauerstoff zur Verfügung als vorher. Das steigert seine Leistungsfähigkeit spürbar und lässt ihn noch mehr Fett verbrennen.

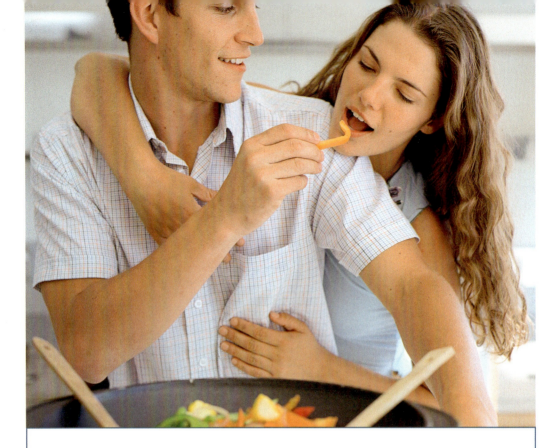

Die optimale Ernährung für HI-Trainierende

Warum werden Menschen zu dick? Haben wir unsere gesunde Einstellung zum Essen verloren? Noch vor wenigen Jahrzehnten gab es kaum Übergewichtige. Die meisten Menschen konnten einfach nach gesundem Appetit essen und nahmen nicht zu. Das liegt daran, dass der Bewegungsaufwand des ganz normalen Alltags für eine neutrale Energiebilanz sorgte – man nahm nur so viel auf, wie man verbrauchte. In den letzten Jahren haben sich die Lebensbedingungen jedoch komplett verändert: Aufgrund der Technisierung und Mobilisierung ist körperliche Arbeit inzwischen die Ausnahme. Die Menschen sitzen während der Arbeit, aber auch in ihrer Freizeit – vorm Fernseher oder dem Computer. Die Ernährung ist allerdings in unseren Breiten so reichhaltig, als würden wir persönlich immer noch unter Tage Kohle abbauen: zu viel Fett und Zucker, zu viele Kohlenhydrate, zu wenig Eiweiß. Zudem essen wir zu oft Fertigprodukte. Mit einer solchen Kost kann der Körper leider keine Höchstleistung erbringen – und setzt an.

Vollwertig essen

Um fit zu werden, gesund zu bleiben, Muskeln aufzubauen und Fett zu verlieren, gibt es deshalb keinen anderen Weg, als die Art und Menge der Nahrung an den tatsächlichen Bedarf des Körpers anzupassen. Grundsätzlich gilt: Essen Sie vollwertig! Das bedeutet im Allgemeinen, dass Sie Vollkornnahrungsmitteln den Vorzug vor Weißmehlprodukten geben, täglich frisches Gemüse verzehren und den Zuckerkonsum reduzieren. Auch den Fettanteil sollten Sie möglichst gering halten. Verwenden Sie statt tierischer Fette lieber mehrfach ungesättigte Fette wie pflanzliche Öle, und achten Sie auf versteckte Fette, die beispielsweise in Wurst, Käse und Backwaren oft reichlich enthalten sind. So weit die wichtigsten Regeln in Kürze. Wir werden uns das für HI-Trainierende Wesentliche auf den nächsten Seiten genauer anschauen.

Zunächst noch ein Hinweis: Auch wenn es Abnehmwilligen vielleicht sinnvoll erscheint, ab und zu mal eine Mahlzeit wegzulassen – es hilft nicht beim Abnehmen. Sogar das Gegenteil ist der Fall: Der Körper stellt dann nämlich auf den Sparmodus um und füllt die Depots. Regelmäßig, vollwertig und ausgewogen – das ist die bessere Rezeptur. Das heißt bei Abnehmwilligen aber auch: keine Zwischenmahlzeiten!

Unverzichtbar: Gemüse

Kein Lebensmittel passt besser zum HI-Training als Gemüse. Das liegt insbesondere an seinen sekundären Pflanzeninhaltsstoffen. Hinter diesem Oberbegriff verbergen sich mehr als 30 000 ver-

WUSSTEN SIE, DASS
auf der japanischen Insel Okinawa die meisten 100-Jährigen der Welt leben? Ihre Ernährung besteht zu über 70 Prozent aus Fisch und Gemüse. Sie profitieren von dieser einzigartigen Kombination der Nährstoffe.

schiedene Substanzen, die ausschließlich von Pflanzen gebildet werden – etwa als Schutz- oder Abwehrstoffe gegen Schädlinge, als Farb-, Duft- oder Lockstoffe und als pflanzeneigene Hormone. Ganz allgemein gesagt, gilt auch Obst als zu bevorzugendes Lebensmittel. Doch aufgrund seines Fruchtzuckergehaltes ist es für Abnehmwillige nicht so günstig – zum Zusammenhang von Fruchtzucker und Insulin finden Sie mehr auf Seite 40. Wir konzentrieren uns beim Schlankprogramm HIT daher auf die deutlich günstigeren Eigenschaften von Gemüse.

Menschen, die viele pflanzliche Lebensmittel essen, leben gesünder und länger. Heute weiß man zudem, dass eine gesunde Ernährung mit viel Gemüse entscheidend zu Gesundheit und Fitness beiträgt und uns hilft, Übergewicht, Diabetes und Herz-Kreislauf-Erkrankungen vorzubeugen.

Antiinflammatorische Kost

Die sekundären Pflanzenstoffe im Gemüse üben im menschlichen Körper eine Vielzahl von Schutzfunktionen aus. Sie können das Immunsystem stärken, den Körper vor zellschädigenden freien Radikalen schützen (siehe Kasten gegenüber) und Krankheitserreger abtöten. Man spricht in diesem Zusammenhang auch von antiinflammatorischer – also entzündungshemmender – Kost. Dabei spielt Gemüse eine entscheidende Rolle, aber auch Fette wie Omega-3-Fettsäuren. Warum ist das für HI-Trainierende wichtig? Wenn man sich intensiv und bis zu den Leistungsgrenzen bewegt, kommt es zu einer Art Mini-Verletzungen im Muskel oder auch allgemein zu entzündlichen Prozessen im Körper. Stehen ihm dann die entzündungshemmenden Wirkstoffe aus der Nahrung zur Verfügung, kann sich das System optimal regenerieren und sich immer wieder bestens und in kurzer Zeit auf die erhöhten Anforderungen einstellen. Letztlich liegt nämlich ein Vorteil in diesen kleinen Schädigungen durch das Training: Der Körper muss sich reparieren – und da er sich auf die stets erhöhten Anforderungen einstellen will, repariert er so, dass er mehr und stärkere Muskelfasern aufbaut. Der Muskel wächst, der Energieumsatz steigt, genau das, was Sie erreichen wollten.

> **GU-ERFOLGSTIPP**
> **FITMACHER GEMÜSE**
>
> Der Verzehr von Gemüse ist für jeden HI-Trainierenden Tuningfaktor Nummer 1. Zahlreiche Studien belegen eindrucksvoll: Bei 600 bis 800 g pro Tag ist Ihre Leistungsentwicklung ideal. Salate, Karotten, Paprika, Rettich & Co. wirken wie ein echter Jungbrunnen.

FREIE RADIKALE

Das sind hoch aggressive, veränderte Sauerstoffmoleküle, die grundsätzlich bei allen Stoffwechselvorgängen entstehen und normalerweise problemlos neutralisiert werden: von sogenannten Antioxidantien, die wir mit der üblichen Ernährung aufnehmen. Essen wir zu wenig davon, können unsere Zellen dauerhaft geschädigt und zerstört werden. Ebenso wenn wir zu häufig und zu intensiv den Quellen der Radikalentstehung ausgesetzt sind. Das sind

> extreme sportliche Aktivitäten
> Sonnenbestrahlung (UV-Licht)
> Nikotin
> Rauch
> Abgase
> Röntgenstrahlung
> Zusatzstoffe in stark verarbeiteten Lebensmitteln und Fertigprodukten
> angebranntes Fleisch, wie beispielsweise Grillfleisch (siehe Tipp Seite 121)

Ist HIT etwa gefährlich?

Die genauere Betrachtung des menschlichen Stoffwechsels erklärt, warum beim Sport besonders hohe Mengen der gefährlichen freien Radikale entstehen. In den Körperzellen werden die Grundbausteine unserer Nahrung wie Fett, Eiweiß oder Zucker mithilfe von eingeatmetem Sauerstoff in Energie umgewandelt. Dabei entstehen Abfallprodukte, etwa fünf Prozent des über die Lungen in den Körper gelangten Sauerstoffs werden bei der Energiegewinnung nicht direkt zu Kohlendioxid und Wasserstoff verstoffwechselt, sondern in Form aggressiver Moleküle, den freien Radikalen, freigesetzt. Ist das Immunsystem intakt und die Menge der freien Radikale begrenzt, kann der Körper diese selbst unschädlich machen.

Besonders bei hohen Anstrengungen und einem überdurchschnittlichen Sauerstoffverbrauch – wie es bei HIT der Fall ist – ist das körpereigene Entgiftungssystem zeitweise ein wenig überfordert. Deswegen ist HIT aber dennoch das Beste, was Sie für sich tun können – wenn Sie es richtig machen, überwiegen die Vorteile bei Weitem. Es gilt: Stärken Sie Ihr Entgiftungssystem durch eine ergänzende Zufuhr von Radikalefängern, den Antioxidantien. Also: Essen Sie reichlich Gemüse!

Sekundäre Pflanzenstoffe: Vorkommen und Wirkung

Carotinoide: Sie kommen vor allem in roten, orangefarbenen und gelben Früchten und Gemüsen vor. Auch grüne Gemüse wie Brokkoli oder Spinat enthalten diese Farbstoffe. Sie wirken antioxidativ und krebsvorbeugend, stärken zudem das Immunsystem und reduzieren die Gefahr eines Herzinfarktes. Mit einer ausgewogenen Ernährung nehmen wir genug von diesen Pflanzenstoffen auf.

Flavonoide: Die rote, violette oder blaue Färbung der unterschiedlichsten Pflanzen rührt meist von diesen Farbstoffen her. Sie behindern das Wachstum von Bakterien und Viren, sind entzündungshemmend und beeinflussen die Blutgerinnung positiv, zudem schützen sie vor freien Radikalen und Herzinfarkt.

Glucosinolate: Diese Geschmacksstoffe in all den vielfältigen Kohlsorten, in Senf, Rettich und Kresse schützen vor Infektionen und hemmen überdies auch die Krebsentwicklung.

Phytinsäure: Sie ist in Getreide, Hülsenfrüchten und Leinsamen zu finden und hat eine antioxidative Wirkung im Dickdarm.

Phytosterine: Sie sind vor allem in Sonnenblumenkernen, Sesam, Nüssen und zudem auch in Sojabohnen enthalten. Sie schützen unter anderem vor Dickdarmkrebs und beeinflussen den Cholesterinspiegel positiv.

Protease-Inhibitoren: In eiweißreichen Pflanzen wie Hülsenfrüchten, Kartoffeln und Getreide vorkommend, hemmen sie die Proteinzerlegung und regulieren den Blutzucker.

Saponine: Die Geschmacksstoffe sind in Hülsenfrüchten und Spinat zu finden. Sie stärken die Immunabwehr, senken den Cholesterinspiegel und vermindern das Risiko für Darmkrebs.

Sulfide: Als schwefelhaltige Verbindungen in Liliengewächsen wie beispielsweise Zwiebeln, Lauch, Spargel und Knoblauch hemmen sie das Bakterienwachstum, senken den Cholesterinspiegel und schützen vor freien Radikalen. So wird ihnen insbesondere auch eine krebsvorbeugende Wirkung nachgesagt.

Terpene: Diese pflanzlichen Aromastoffe, wie etwa das Menthol im Pfefferminzöl oder die ätherischen Öle in Kräutern und Gewürzen, senken das Krebsrisiko. Sie finden sich auch in Gemüse wie Tomaten, Karotten oder Zwiebeln.

Eiweiß – Grundstoff des Muskelwachstums

Da Muskeln vor allem aus Eiweiß bestehen, braucht der Körper ausreichend Proteine, um die kleinen Kraftwerke aufzubauen. Eine eiweißreiche Ernährung hilft zudem Trainierenden, die Regeneration des Körpers im Allgemeinen und der Muskeln im Speziellen zu fördern, aber auch die Fettverbrennung zu steigern.

Ausreichende Mengen

Eiweiß ist in großen Mengen in fast allen tierischen und vielen pflanzlichen Lebensmitteln, besonders in Hülsenfrüchten und Samen, enthalten. Die Deutsche Gesellschaft für Ernährung (DGE) empfiehlt Jugendlichen und Erwachsenen eine tägliche Aufnahme von 0,8 Gramm pro Kilogramm Körpergewicht – das entspricht bei einem Körpergewicht von 80 Kilo 64 Gramm Eiweiß. Da Sie Muskeln aufbauen wollen, raten wir zu mehr: Die Rezepttage ab Seite 94 bieten durchschnittlich 100 Gramm, da wir von 1,2 bis 1,5 Gramm Eiweiß pro Kilo Körpergewicht ausgehen. Sie sollten die Eiweißmenge Ihrem momentanen Gewicht entsprechend anpassen, dazu werden im Rezeptteil auch Tipps gegeben. Wichtig für eine kontinuierliche Versorgung ist es auf jeden Fall, das Eiweiß über den Tag verteilt aufzunehmen, also zu allen drei Mahlzeiten.

EIWEISS-SHAKES?
Wer sich überlegt ernährt, muss auch als Sportler nicht auf Eiweiß-Drinks und Ähnliches zurückgreifen.

Die besten Eiweißquellen nutzen

Für unsere Ernährung ist Eiweiß umso wertvoller, je ähnlicher seine Zusammensetzung der des menschlichen Proteins ist. Desto höher ist nämlich seine biologische Wertigkeit, unser Organismus kann es umso leichter verarbeiten. Weil pflanzliches Eiweiß dem unseren weniger ähnelt, brauchen wir verhältnismäßig viel davon, um alle für unsere Zellen nötigen Bausteine in genügender Menge zu erhalten. Mit einigen Eiweißarten pflanzlicher Herkunft lässt sich tierisches Eiweiß vorteilhaft ergänzen. Deshalb hat eine Mahlzeit mit sowohl tierischen als auch pflanzlichen Proteinen meist einen hohen biologischen Wert.

Pflanzliche Eiweißträger sind auch reich an Kohlenhydraten, Vitaminen, Spurenelementen, sekundären Pflanzenstoffen und Bal-

KANN ZU VIEL EIWEISS SCHÄDLICH SEIN?

Beim Abbau von Eiweißen im Körper fallen sogenannte Harnstoffe an, die die Nieren mit dem Urin ausscheiden müssen. Eine sehr hohe Proteinzufuhr kann dadurch diese lebenswichtigen Organe belasten. Mit der hier empfohlenen Menge von maximal 1,5 Gramm pro Kilo Körpergewicht besteht für einen gesunden Erwachsenen jedoch keine Gefahr. Gesundheitlich relevant ist dabei eher die Art und Qualität der gewählten Eiweißquellen.

laststoffen. Tierische Lebensmittel, wie Fleisch, Wurst und Eier, liefern neben hochwertigem Eiweiß auch unerwünschte Begleitstoffe wie gesättigte Fettsäuren und Cholesterin. Diese Inhaltsstoffe können bei zu hohem Verzehr die Entstehung von Herz-Kreislauf-Erkrankungen bedingen. Die HIT-Kost sollte daher abwechslungsreich sein und überwiegend aus pflanzlichen Lebensmitteln wie Vollkornbrot, Getreideflocken, Hülsenfrüchten und Kartoffeln bestehen. Fettarme tierische Lebensmittel, wie fettreduzierte Milch und Milchprodukte, mageres Fleisch sowie Seefisch ergänzen den Eiweißanteil im Speiseplan.

Gut kombinieren

Die höchste Wertigkeit und damit die beste Umsetzung im Organismus erzielt man also durch die geschickte Kombination von tierischem und pflanzlichem Eiweiß. Die Eiweißbausteine, also Aminosäuren der beiden Lebensmittelgruppen ergänzen sich teilweise hervorragend, beispielsweise die von Kartoffeln und Ei. Entsprechend lautet auch die Empfehlung der DGE zur optimalen Eiweißversorgung: Kombinieren Sie täglich verschiedene Eiweißquellen:

> Getreide und Milchprodukte (Käsebrot, Getreideflocken und Milch im bei vielen beliebten Müsli oder Getreidebrei, Milchreis, Nudel- oder Getreideauflauf mit Käse)
> Kartoffeln und Ei (Pellkartoffeln und Spiegelei) oder
> Kartoffeln und Milchprodukte (Pellkartoffeln mit Kräuterquark, Kartoffelbrei).

Auch ohne tierisches Eiweiß kann eine gute Versorgung erreicht werden: durch eine optimale Zusammenstellung pflanzlicher Eiweißträger – zum Beispiel Hülsenfrüchte und Getreide – oder die Verwendung hochwertiger pflanzlicher Eiweiße, vor allem Sojabohnen. Die Rezeptvorschläge ab Seite 94 enthalten daher auch ab und an Tofu – in einer wirklich schmackhaften Form.

Komplexe Kohlenhydrate: Powerbrennstoff

Kohlenhydrate zählen zu den wichtigsten Energielieferanten. Sie werden aufgrund ihres molekularen Aufbaus in einfache und komplexe Kohlenhydrate unterteilt. Und genau diese Sortierung ist für unseren Körper entscheidend.

Einfach ...

Zu den einfachen Kohlenhydraten zählen Einfachzucker, beispielsweise Trauben- und Fruchtzucker, sowie Zweifachzucker, zum Beispiel Kristallzucker, Malzzucker, Milchzucker – enthalten vor allem in Süßigkeiten, Gebäck und Alkohol.

Solche Lebensmittel sollten Sie weitestgehend meiden. Denn der in ihnen enthaltene Zucker kann schnell nahezu vollständig ins Blut aufgenommen werden. Das so entstandene momentane Überangebot kann der Körper jedoch nur in geringem Umfang speichern und wandelt es deshalb in Fett um. Kurze Zeit später herrscht wieder Zuckermangel, weil der hohe Gehalt im Blut von der »Zuckerpolizei« Insulin rasch und übereifrig in die Zellen geschleust wurde. Dem Körper fehlt dann der notwendige Zucker, was den bekannten Heißhunger verursacht. Die Powerwirkung einfacher Kohlenhydrate – aus Süßigkeiten, Honig und einigen Früchten, insbesondere Banane, Ananas, Pfirsich oder Mango – ist also nur von kurzer Dauer.

> **GU-ERFOLGSTIPP NACH 19 UHR MÖGLICHST NICHT MEHR ESSEN**
>
> Der Zeitpunkt der Nahrungsaufnahme ist ein wichtiges Kriterium für Gesundheit und Fitness. Das Frühstück sollte zwischen 7 und 10 Uhr stattfinden, das Mittagessen zwischen 12 und 14 Uhr. Und nach 18 oder wenigstens 19 Uhr sollten Sie keine und vor allem keine schweren Mahlzeiten mehr einnehmen. Der Verdauungsapparat hat so spät nämlich kaum noch eine Chance, alles aufzubereiten. Er speichert dann vor allem das Fett ab. Dazu gleich noch ein Tipp: Essen Sie abends nur Eiweiß und Gemüse, keine Kohlenhydrate – die Rezepte ab Seite 94 machen es vor. Damit wird die hervorragende „Nachtarbeit" des Eiweiß – also Fettverbrennung und Regeneration – angeregt.

LOW CARB?
Diäten, die weitgehend auf Kohlenhydrate verzichten, sind seit einigen Jahren in. Zum HIT passt dieses Konzept allerdings nicht, weil aufgrund der intensiven sportlichen Belastung der Körper diese Stoffe zur Gewinnung von Energie braucht. Wichtig ist allerdings, dass Sie abends auf Kohlenhydrate verzichten.

... oder lieber komplex?

Komplexe Kohlenhydrate hingegen sättigen für einen längeren Zeitraum. Denn ihre Mehrfachzucker setzen sich aus vielen Einfachzuckermolekülen zu langen Ketten zusammen. Der Körper braucht Zeit, um diese langen Ketten komplett aufzuspalten. Jede Einheit wird nach und nach freigesetzt und ins Blut abgegeben. Der Blutzuckerspiegel steigt also nur langsam an. Das gibt Power für den ganzen Tag: Der Körper ist kontinuierlich, ohne Höhen und Tiefen, mit der notwendigen Energie versorgt und braucht deshalb keine Vorräte als Fett einzulagern. Das ist gerade für Abnehmwillige entscheidend.

Außerdem liefern die Lebensmittel mit komplexen Kohlenhydraten allerlei wichtige Stoffe für unsere Gesundheit. Sie haben viele Vitamine und sind ballaststoffreich: Getreideprodukte wie Reis, Nudeln oder Vollkornbrot, aber auch Hülsenfrüchte, Kartoffeln, Gemüse und einige Obstsorten, zum Beispiel Äpfel, Birnen, Beeren, Kirschen oder Pflaumen. Hier kommen auch die auf Seite 36 beschriebenen Sekundären Pflanzenstoffe zum Zuge.

INSULIN FÖRDERT DIE FETTEINLAGERUNG

Das Bauchspeicheldrüsenhormon Insulin hat die Aufgabe, den Blutzuckerspiegel zu regulieren. Hierfür schleust es beispielsweise Zuckermoleküle aus dem Blut in die Zellen, in erster Linie die Muskel- und Leberzellen, die den Zucker entweder speichern oder direkt in Energie umwandeln. Werden nun mit der Nahrung viele und vor allem einfache, schnell verfügbare Kohlenhydrate aufgenommen, steigt der Blutzucker- und in Folge der Insulinspiegel hoch an. Sind die Muskel- und Leberzellen aber ausreichend mit Zucker versorgt, verschließen sie ihre »Türen«. Der restliche Zucker muss daher in den Fettzellen »entsorgt« werden – so bilden sich mit der Zeit die Pölsterchen. Gleichzeitig hemmt das Insulin auch noch für mehrere Stunden die Lipolyse, also den Abbau von Körperfett. Darum ist es so wichtig, ausreichend komplexe und kaum einfache Kohlenhydrate zu essen.

Die wichtige Rolle des Fetts

Fett wird gern verpönt – und ist doch lebensnotwendig, auch für Abnehmwillige. Ein Gramm Fett pro Kilogramm Körpergewicht täglich – das ist eine sinnvolle Empfehlung. Nur gibt es hier einiges zu beachten, damit es auch die richtigen Fette sind, die Sie essen.

Gesättigt, ungesättigt, Transfett?

Grundsätzlich gibt es ungesättigte und gesättigte Fettsäuren. Geeignet für eine gesunde Ernährung sind davon in hohem Maße die ungesättigten, die in pflanzlichen Ölen besonders reichhaltig vorkommen. Nur leider verzehren wir mit unserem meist recht hohen Fleisch- und Wurstkonsum viel zu viel von den gesättigten Fettsäuren. Dazu kommen noch die direkt ungesunden Transfette, die in stark verarbeiteten Lebensmitteln lauern. Wenn Sie sich daher etwas Gutes tun wollen, sollten Sie Fett nicht generell reduzieren, sondern darauf achten, das richtige zu wählen.

Mit pflanzlichen Ölen liegen Sie da erst einmal ganz richtig. Sie enthalten nämlich auch besonders viel von den überaus gesunden Omega-6-Fettsäuren, die wiederum antiinflammatorisch (siehe Seite 34) wirken. Gemeinsam mit Omega-3-Fettsäuren – in Fisch reichlich enthalten – helfen sie, den Stoffwechsel zu optimieren, der Cholesterinspiegel verbessert sich, die Zellwände werden stabilisiert, Hormone werden entwickelt. Gesundes Fett ist also physiologisch wichtig, um die Leistungsfähigkeit zu erhalten.

Im richtigen Verhältnis

Wie so oft, wenn etwas als »gesund« die Runde macht, schleichen sich auch bei der Verwendung der Omega-Fettsäuren ungünstige Folgen ein, wenn nur die halbe Wahrheit beachtet wird. Viele verwenden nämlich mittlerweile beinahe ausschließlich pflanzliche Öle mit den an sich guten Omega-6-Fettsäuren. Dadurch stimmt aber das Verhältnis von Omega-3 zu Omega-6 nicht mehr. Um das ausgeglichen zu halten, empfiehlt es sich, reichlich Fisch zu essen, und zwar insbesondere den aus kalten Gewässern, in dem sich diese Fettsäuren besonders reichlich bilden. Werden Sie also zum Freund von Hering, Lachs und Co.

DIE »GUTEN« FETTE

Sie finden sie vor allem in Samen und Nüssen beziehungsweise den kalt gepressten Ölen daraus, ebenso im Olivenöl. Für die leider oft vernachlässigten Omega-3-Fettsäuren sind Fische gute Träger – insbesondere Thunfisch, Lachs, Makrele, Hering, Scholle oder Seezunge.

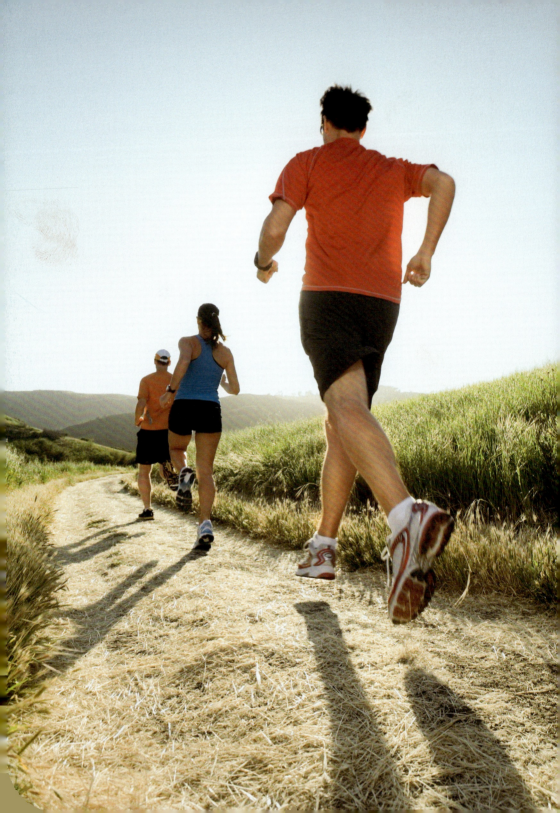

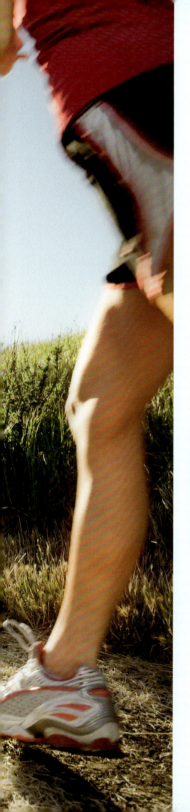

DAS TRAININGS-PROGRAMM

Damit Sie gut gerüstet mit Ihrem HI-Training beginnen können, erfahren Sie hier alles für Ihre Praxis: Details zur Methode, Tests, Trainingspläne und zusätzliche Übungen.

|||||	Die HIT-Methode: Laufen	44
|||||	Alles für den Trainingserfolg	50
|||||	Ihr persönlicher HIT-Test	56
|||||	Ihre Trainingspläne	62
|||||	Die besten Kraft- und Dehnübungen	70

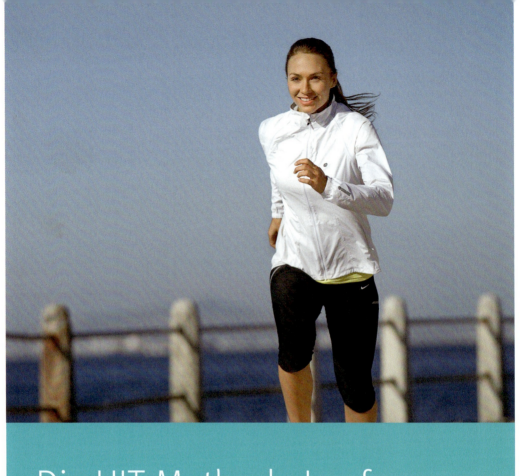

Die HIT-Methode Laufen

Ausdauersportarten eignen sich am besten, um ein regelmäßiges HI-Training in den Alltag zu integrieren. Insbesondere haben Sie hier die Chance, das Jogging als HI-Trainingsart ganz neu kennenzulernen. Es ist beinahe überall auszuführen, Sie brauchen kaum Ausrüstung, und an der frischen Luft sind Sie wie nebenbei auch noch. Außerdem lässt sich in der Gruppe trainieren, was noch mehr Spaß machen kann und die Motivation erheblich steigert. Zum Einstieg ins Training nach langer Sport-Abstinenz oder bei starkem Übergewicht können Sie auch walken – mit oder ohne Stöcke. Letztlich lässt sich das HIT-Prinzip aber ebenso aufs Schwimmen oder Radfahren anwenden.

Rundum gesund

Ausdauersportarten ganz allgemein fördern die Gesundung des Fett- und Kohlenhydratstoffwechsels sowie des Herz-Kreislauf- und Atmungssystems, weil sie
> Fettdepots zum Schmelzen bringen,
> Triglycerid- und Cholesterinwerte optimieren,
> den Leberstoffwechsel regulieren,
> Arteriosklerose vorbeugen und vor Diabetes schützen,
> das Lungenvolumen um bis zu 30 Prozent steigern,
> die maximale Sauerstoffaufnahmekapazität um bis zu 35 Prozent steigern,
> die Durchblutung des Herzens fördern,
> Blutdruck und Puls senken,
> die Blutgefäße elastischer machen,
> Herzinfarkt und Schlaganfall vorbeugen,
> die Funktionstüchtigkeit des Immunsystems steigern.

Der besondere Clou beim Ausdauertraining ist, dass bei all diesen überzeugenden gesundheitlichen Vorteilen gleichzeitig auch ein Großteil der Muskulatur beansprucht wird. Beim Laufen sind es nahezu 80 und beim Nordic Walken immerhin noch 65 Prozent. Wenn Sie in HIT-Intervallen trainieren, fördern Sie daher automatisch den Aufbau all dieser Muskelgruppen.

Laufen

Laufen oder Joggen bietet viele Vorteile: Sie brauchen keine Technik zu erlernen und müssen keine – komplizierten und teuren – Trainingsgeräte anschaffen. Außerdem wirkt es sich nicht nur positiv auf die Gesundheit aus, denn auch der Seele tut Joggen gut. Sie fühlen sich bei regelmäßigem Training entspannter und ausgeglichener. Laufen baut nämlich Stress ab, und es beugt sogar Depressionen vor. Warum? Weil es die Bildung von Glückshormonen, Endorphinen, fördert.

MUSKEL-BEANSPRUCHUNG

Beim Joggen werden fast alle Muskelgruppen des Körpers genutzt. Der Grund dafür ist die »Flugphase« beim Laufen, in der sich kurzfristig beide Füße in der Luft befinden. Beim Hochkatapultieren des Körpers sowie bei der folgenden Landung muss das Dreifache des Körpergewichts bewältigt werden. Das erfordert den Einsatz nahezu der kompletten Muskulatur.

Joggen mit Übergewicht?

Grundsätzlich kann jeder Mensch joggen, doch bei starkem Übergewicht ist es nicht anzuraten. Wir bieten Ihnen daher für den Einstieg ein Acht-Wochen-Programm Walking beziehungsweise Nordic Walking (Trainingsplan ab Seite 64). Die Belastung für die Gelenke ist dabei deutlich niedriger. Eine weitere Einschränkung für das Laufen machen Ärzte speziell bei Vorerkrankungen der Fuß-, Knie- oder Hüftgelenke. Auch dann sollten Sie sich mit Ihrem Arzt besprechen und gemeinsam entscheiden, ob Walking gut für Sie wäre.

Lohnend ist das Laufen für Menschen mit ein paar Pfunden zu viel allemal: Da beim Joggen nämlich sehr viele Muskeln beansprucht werden, steigt der Energiebedarf stark an. Und das heißt: Sie werden schneller schlank. Abnehmen werden Sie mit dem Walken auch, allerdings – das wollen wir nicht verschweigen – wesentlich langsamer.

Wer bisher kaum sportlich aktiv war, sollte dringend eine sportärztliche Untersuchung machen lassen, bevor er mit HIT-Läufen beginnt. Mit welchem Programm Sie dann starten, lässt sich am leichtesten mit dem Test ab Seite 56 entscheiden.

Auf jeden Fall gilt: Ihre Sportart muss es sein. Sie beeinflussen Ihre Motivation vor allem dadurch, dass Sie die »richtige« Bewegungsart für sich wählen. Wenn Sie sich mit dem Laufen genauso wenig anfreunden können wie mit dem Walken, dann wenden Sie das HIT-Prinzip eben aufs Schwimmen oder Radfahren an.

Erst mal warm werden

Bevor Sie losjoggen, sollten Sie sich aufwärmen, etwa mit ein paar Gymnastikübungen oder leichtem Joggen auf der Stelle. Laufen Sie – egal wie gut Sie bereits trainiert sind – nicht zu schnell los, es ist besser, langsam warm zu werden. Die ersten fünf Minuten dienen dazu, dass sich der Stoffwechsel optimal einstellen kann und die Energiebereitstellung mit Sauerstoff gut funktioniert. Dann kann es richtig losgehen. Am Ende der Laufeinheit sollten Sie locker auslaufen und abschließend ein paar Dehnübungen absolvieren (siehe ab Seite 84).

BEI JUNG UND ALT BELIEBT

Nicht umsonst ist das Laufen ein wahrer Volkssport: Locker entspannt oder kraftvoll und stürmisch – jeder läuft auf seine Weise, und alle gewinnen dabei. Wenn Sie noch nicht zu den Läufern gehören, dann starten Sie doch jetzt: als HI-Trainierender.

Die Lauftechnik

Körperhaltung und Atmung sind sehr wichtige Bestandteile der richtigen Lauftechnik. Versuchen Sie, locker und entspannt zu joggen. Halten Sie den Körper dabei bewusst aufrecht, um die natürliche Atmung zu unterstützen. Die Arme schwingen locker, aber aktiv mit, wobei die Ellbogen mit wachsendem Tempo bis zu 90 Grad gebeugt werden. Achten Sie darauf, die Schultern nicht hochzuziehen oder zu verkrampfen. Laufen Sie flach. Das bedeutet, dass sich der Körperschwerpunkt nur wenig auf und ab bewegt. Steigern Sie die Belastung nicht zu früh, die Muskeln gewöhnen sich zwar meist schnell daran, doch Sehnen, Bänder und Gelenke brauchen etwas länger, um die steigende Anforderung zu verkraften.

Atmen Sie ruhig und finden Sie während der Belastung Ihren individuellen Atemrhythmus. In den HI-Phasen, wenn Sie das Tempo also ordentlich erhöhen, werden Sie natürlich stärker aus der Puste kommen. Genaue Hinweise dazu finden Sie auf Seite 61.

LAUFEN IN INTERVALLEN

So könnte eine HIT-Einheit für Lauf-Einsteiger nach drei Wochen aussehen (genaue Pläne ab Seite 62):
> 6 Minuten joggen
> 15 Sekunden sprinten
> 6 Minuten joggen
> 15 Sekunden sprinten
> 6 Minuten joggen
> 15 Sekunden sprinten
> 6 Minuten joggen
> 15 Sekunden sprinten.

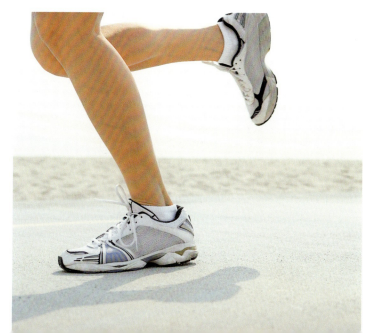

Ein Paar gute Turnschuhe – und schon kann es losgehen!

Nordic Walking

Vor einigen Jahren wurden Nordic Walker, die mit Stöcken unterwegs waren, noch milde belächelt. Sie mussten sich beispielsweise fragen lassen, ob sie die Skier vergessen hätten. Doch Walken ist das einfachste Fitnesstraining überhaupt und auch zum Abnehmen wunderbar geeignet. Jeder, der gehen kann, kann auch walken. Es sollte mit ein wenig mehr Tempo gelaufen werden als beim Spazierengehen, damit Sie ins Schwitzen kommen. Die Ärzte sind vom Walken als leichtem Training deshalb sehr angetan, weil man in jedem Alter damit anfangen und sich steigern kann, ohne die Gelenke zu überfordern. Viele Jogger, die mit der Zeit Gelenkprobleme bekommen, steigen auf Walken um. Wie das Joggen dient es zur Entspannung, ist gut für das Herz-Kreislauf-System und für den Stoffwechsel.

Ideal für den Einstieg

Wir empfehlen Ihnen das Walken, wenn Sie nicht gleich joggen wollen oder können. Um es als HI-Training zu nutzen, sind wieder die Intervalle entscheidend: Zunächst normales Walken im gewohnten Tempo, dann mit den Stöcken in einer Hand joggen, aber auf keinen Fall sprinten. In dieser Phase gehen Puls und Atmung nach oben (siehe Seite 61). Nach den im Trainingsplan ab Seite 64 angegebenen Sekunden gehen Sie wieder in gewöhnliches Walken über. Die intensive Lauffrequenz wird drei- bis fünfmal absolviert.

Wenn es Ihnen lieber ist, können Sie natürlich auch ohne Stöcke walken. Allerdings aktiviert Nordic Walking nicht nur die Beinmuskeln, sondern auch fast alle Muskeln am Oberkörper – insbesondere an Armen, Schultern, Brust und Rücken. Dadurch wird ein gutes Drittel mehr Kalorien verbraucht als beim bloßen zügigen Gehen. Die Stöcke sind also tatsächlich Trainingsgeräte, deren Einsatz einen zusätzlichen Trainingsreiz erzeugt.

GU-ERFOLGSTIPP

GENUSSVOLLE PAUSEN

Zelebrieren Sie Ihre Pausen. Sie sind superwichtig für beste HIT-Ergebnisse. Denn der Muskel wächst nur in der Regenerationsphase. Leben Sie dabei Ihre Entspannung aktiv: etwa mit Lockerungsmassagen, Schwimmen im warmen Wasser, mit Saunabesuchen oder ganz einfach in der Badewanne. All das hilft, die Regeneration voranzutreiben, und erhöht damit auch Ihre Leistungsfähigkeit.

WALKING PLUS

Das Walken allein, auch wenn es als HIT geübt wird, bringt natürlich deutlich weniger Muskelzuwachs als das Laufen. Es empfiehlt sich daher, wenn Sie als (Nordic) Walker starten, zusätzlich regelmäßig die Kraftübungen ab Seite 70 zu absolvieren.

Die Technik

Der Diagonalschritt oder Kreuzgang beim Nordic Walking gleicht der Bewegung beim Skilanglauf: Der rechte Stock hat gleichzeitig mit der linken Ferse Bodenkontakt und umgekehrt. Mithilfe der Stöcke drücken Sie sich vom Boden ab und vergrößern so Ihre Schrittlänge. Führen Sie die Stöcke nah am Körper. Der Stock wird schräg nach hinten in Schubrichtung aufgesetzt. Am Ende des Arm-Stock-Schubs sind die Finger leicht geöffnet, sodass der Stock nur noch mit Daumen und Zeigefinger geführt wird. Beim Aufsetzen des Stocks greifen die Hände kurz zu.

Halten Sie die Schultern locker und entspannt, die Füße zeigen gerade in Laufrichtung. Der Körper ist aufrecht und beim Walken bergauf leicht nach vorn gebeugt. Talwärts fangen die Stöcke einen Großteil der Belastung auf die Beine ab.

ARMEINSATZ WIRD BELOHNT!

Tragen Sie die Stöcke beim Nordic Walking nicht nur mit sich herum, sondern setzen Sie sie kraftvoll ein. So kommen Sie erst richtig in Schwung, und Muskelzuwachs stellt sich zudem ein. In den Intensivphasen allerdings bleiben die Stöcke in der Luft.

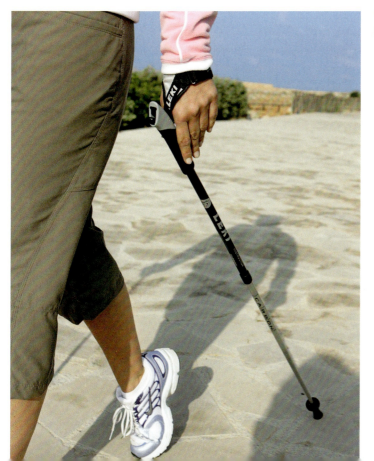

Walking ist ein guter Einstieg in ein HI-Training.

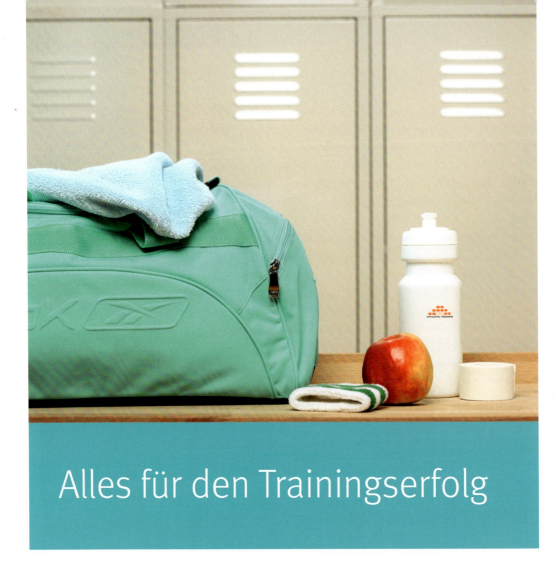

Alles für den Trainingserfolg

Inzwischen haben Sie sicher ein klares Bild vom optimalen Weg zu Fitness, Wohlbefinden und Wohlfühlgewicht erhalten. HIT ist so einfach, dass Sie sofort mit dem Training beginnen könnten. Dennoch: Je mehr Sie über eine Sache wissen, umso effizienter und gewinnbringender können Sie sie anwenden. Im Folgenden wird es nun speziell um die Ausrüstung, die Trainingszeiten und – oh ja, er ist wahrscheinlich schon wach geworden – den inneren Schweinehund gehen.

Die optimale Ausrüstung

Es zeichnet die beiden Ausdauersportarten Joggen und (Nordic) Walking aus, dass Sie keine großen Investitionen in Trainingsgeräte oder Kleidung tätigen müssen, bevor Sie mit dem Training beginnen können. Allerdings gilt für beide Sportarten gleichermaßen: Das Wichtigste ist ein angemessener Laufschuh. 70 Prozent der Menschen neigen zu Senk-, Spreiz- und/oder Plattfüßen. Der richtige Schuh kann solche Schwächen hervorragend ausgleichen und den Körper unterstützen.

Gute Laufschuhe

Wir empfehlen deshalb einen Schuh-Check – am besten in einem guten Sportgeschäft. Dort werden Laufbandanalysen angeboten, die Aufschluss darüber geben, welcher Schuh zu Ihrem Laufstil und Ihren Füßen passt. Bitte gehen Sie auf keinen Fall ins nächste Kaufhaus, um Ihren Laufschuh nach Design oder Farbe auszuwählen. Achten Sie vielmehr darauf, dass der Schuh eine stabilisierende Funktion hat – das ist vor allem in unebenem Terrain wichtig. Gute Dämpfungseigenschaften sind insbesondere bei einem harten Untergrund gefragt. Ein »Allroundschuh« unterstützt außerdem die natürliche Abrollbewegung des Fußes, während Bewegungskontrollschuhe korrigierend wirken. Preislich bewegen sich gute Laufschuhe zwischen 80 und 100 Euro.

Die Kleidung

Zwar kann man mit ganz normaler sportlicher Kleidung sowohl joggen als auch walken, doch da bei HIT wie bei jeder anderen belastenden Sportart das Immunsystem vorübergehend mehr gefordert ist, macht es durchaus Sinn, beim Training spezielle Sportkleidung zu tragen. Dazu gehört in erster Linie Funktionswäsche aus atmungsaktiven Stoffen. Sie ermöglicht durch spezielle Materialien ein rasches Entweichen und Verdunsten von Feuchtigkeit nach außen, sodass der Körper beim Schwitzen nicht übermäßig abkühlt.

Ist es recht windig oder regnet es, sollten Sie eine atmungsaktive Wind- beziehungsweise Regenjacke haben, die ebenfalls die Aus-

> **TIPP**
> Weil das HI-Training dreimal pro Woche stattfindet, sollten Sie Ihre Sportbekleidung in doppelter Ausführung haben, damit feuchte und schmutzige Sachen rechtzeitig wieder sauber und trocken werden können.

kühlung verhindert. Zur empfehlenswerten Ausrüstung gehören zudem eine Kopfbedeckung für Regentage, zum Beispiel eine Kappe, Handschuhe für die kalte Jahreszeit, eine Taschen- oder Stirnlampe für die kurzen Tage beziehungsweise die »Spätsportler« und zu guter Letzt immer auch Papiertaschentücher.

Nützliche Hilfsmittel

Um das HI-Training optimal zu steuern, ist eine Pulsuhr ratsam. Der Herzfrequenzmesser misst die Anzahl der Herzschläge pro Minute und sollte diese auf einem möglichst großen Display anzeigen. So können Sie die Werte auch beim Laufen gut erkennen. Oft haben diese Uhren viele weitere Funktionen – die sind aber kein Muss. Und natürlich geht es auch ohne: Eine gute Orientierung gibt Ihnen die Einschätzung Ihrer Atemnot entsprechend der Borgskala (siehe Seite 61).

Die Intervallzeiten (siehe Trainingspläne ab Seite 64) sollten Sie mit einer Armbanduhr im Auge behalten – oder Ihre Pulsuhr zeigt sie mit an. Mit der Zeit werden Sie ohnehin ein Gefühl dafür bekommen, wann schnelle Phasen angesagt sind. Es geht nicht darum, die Vorgaben auf die Sekunde genau zu erfüllen.

Das einzige »Gerät«, das Sie tatsächlich unbedingt brauchen, wenn Sie sich zum Einstieg ins HI-Training für die Sportart Nordic Walking entscheiden, sind Stöcke. Sie sind extrem leicht, stabil, schwingungsarm und haben Handschlaufen, die idealerweise atmungsaktiv sind und gut sitzen. Die Stockspitze aus gehärtetem Stahl kann für Asphaltböden wahlweise mit Gummiaufsatz versehen werden. Die passende Länge liegt bei 65 Prozent Ihrer Körpergröße. Dann können die Arme am besten eingesetzt werden.

Wenn Sie die ab Seite 70 vorgestellten Kraft- und Dehnübungen als Ergänzung in Ihr HI-Training aufnehmen wollen, benötigen Sie eine Matte, zum Beispiel eine Yogamatte, und zwei etwa 1,5 Kilogramm schwere Hanteln – es genügen aber auch zwei Wasserflaschen.

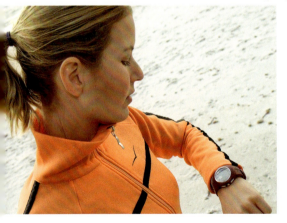

Eine Pulsuhr kann Sie beim Training unterstützen.

Die beste Trainingszeit

Für das HI-Trainingsprogramm sind am besten der Morgen oder der Abend geeignet. Der Grund liegt in der prinzipiell zwischen 6 und 9 Uhr sowie 17 und 20 Uhr erhöhten Testosteronausschüttung des Körpers – das gilt sowohl für Männer als auch für Frauen. Beide Zeiträume sind also ideal für Sport, weil das gute Angebot an diesem körpereigenen Anabolikum hervorragende Regenerationspower liefert und damit das Muskelwachstum optimal begünstigt. Entscheiden Sie einfach, wann es Ihnen persönlich besser passt oder wann Ihr Tagesrhythmus das Training erlaubt. Wenn irgendwie möglich, sollten Sie aber das Morgentraining bevorzugen.

Zum Abnehmen: morgens schwitzen

Um Pfunde zu verlieren, ist der »Power-Nüchternlauf mit Hormontuning« das Beste. Was das ist? Sie trainieren morgens noch vor dem Frühstück und profitieren von der Tatsache, dass kein durch Kohlenhydrate verursachter hoher Insulinwert Ihre Testosteronausschüttung blockiert. Ihr vermehrter Energiehunger wird daher direkt von Ihren Fettzellen gestillt. Sie haben beim »Frühtraining« immer einen deutlich besseren Effekt, weil Sie die längste Nüchternphase der Nacht verlängern und damit die Fettverbrennung für den Körper erleichtern.

Aber auch der Abend hat seine Vorteile. Sie können nämlich beim späten Training einen Ausgleich zu einem stressigen und anstrengenden Arbeitstag schaffen. Denn mit einem hohen Adrenalin- beziehungsweise Noradrenalinspiegel haben Sie zwischen 17 und 20 Uhr genügend Leistungsreserven, um nach dem Job ein wirksames Training zu absolvieren. Gleichzeitig ist nach dem Sport Ihr Hormonspiegel optimiert, also wurden Stresshormone abgebaut. Reizbarkeit und Müdigkeit sind dann wie weggeblasen und eine effektive Entspannungsphase kann einsetzen.

Das A und O: die Regelmäßigkeit

Letztlich ist die beste Trainingszeit Geschmackssache. Denn entscheidend ist das individuelle Wohlbefinden. Wer sich beispielsweise morgens aus dem Bett quälen muss, für den ist ein Abend-

> **LIEBER WENIGER ALS GAR NICHT**
> Sind Sie aufgrund Ihrer Tagesaktivitäten im Dauerstress und klagen über Zeitnot, absolvieren Sie am Abend wenigstens eine kleine HIT-Einheit von etwa 20 Minuten. Dann bleiben Sie im Training – und kriegen viel leichter die Kurve in die Entspannung.

training besser geeignet. Was aber nicht nach Geschmack entschieden werden sollte – zumindest nicht, wenn Ihr Training Erfolge bringen soll –, ist die Häufigkeit. Dreimal pro Woche sollten Sie laufen oder walken gehen. Trainieren Sie nicht an zwei aufeinander folgenden Tagen, da sich die Muskeln ausreichend erholen sollten, bevor sie wieder gefordert werden. Ergänzen können Sie das HI-Intervalltraining durch gezielte Kraft- und Dehnübungen (ab Seite 70), die jeweils am Lauftag absolviert werden.

Die Motivation

Ganz klar gilt: Ohne Fleiß kein Preis. HIT verspricht Ihnen keine Wunder in Rekordzeit! Aber: Wenn Sie sich an die Empfehlungen in diesem Buch halten, wird HIT Ihr körperliches Wohlbefinden und Ihr Lebensgefühl deutlich verbessern. Halten Sie sich immer wieder vor Augen, dass dieses Training Ihren Körper straffen und wohlproportioniert formen wird, dass es Sie gesünder und leistungsfähiger, nicht zuletzt auch attraktiver und dazu noch ausgeglichener machen wird. Diese Aussicht allein wird Sie auch an nicht so euphorischen Tagen wieder gern in die Turnschuhe steigen lassen.

Erfolge geben weiteren Schwung

Am Anfang eines Vorhabens ist die Motivation ohnehin gegeben. Sie wollen etwas verändern – und starten durch. Wenn es dann etwas zäher wird, haben Sie bereits die ersten Erfolge zu verzeichnen. Fokussieren Sie sich darauf! Fühlen Sie sich fitter als früher? Fiel Ihnen gestern nicht das Treppensteigen erstaunlich leicht? Haben Sie schon etwas abgenommen? Gefällt Ihnen Ihr Spiegelbild mit der neuerdings gut durchbluteten Haut und den wieder leuchtenden Augen nicht schon viel besser? Halten Sie sich an solche Teilerfolge – und der innere Schweinehund hat keine Chance.

GU-ERFOLGSTIPP

AUSREICHEND SCHLAF

HIT ist nicht nur anstrengend, auch ausreichend Schlaf gehört dazu. Wer mit hohen Intensitäten trainiert, braucht mindestens sieben bis acht Stunden. Denn dieser Jungbrunnen sorgt für die so wichtige Regeneration: Die Muskeln erholen sich, es finden umfangreiche Aufbauarbeiten im Körper statt – es werden zum Beispiel die Wachstumshormone Melatonin und Testosteron ausgeschüttet. Diese „Helfer" bringen Ihre Zellen wieder ideal auf Vordermann. Optimale Erholung finden Sie übrigens nur, wenn Sie in einem wirklich dunklen Raum schlafen. Also gilt an Trainingstagen: Schotten dicht und gute Nacht!

High Intensity Coaching

Die folgenden Hinweise dienen Ihrer Motivation und damit Ihrem HIT-Erfolg. Denn einen Laufsport betreiben wir nicht allein mit den Beinen, sondern auch mit dem Kopf. Manchmal sind es die kleinen Tricks, die uns durchhalten lassen und uns im besten Falle sogar Spaß am Sport bescheren.

› Bevor Sie loslaufen, ist es wichtig, dass Sie Ihre innere Bereitschaft für die besondere Belastung aktivieren. Konzentrieren Sie sich kurz und stellen Sie sich bewusst darauf ein, dass HIT zwischendurch richtig anstrengend wird. Im gleichen Maße lohnt es sich aber auch – das sollten Sie immer im Kopf behalten.

› Für die intensiven Phasen – das Sprinten oder schnelle Laufen – müssen Sie sich nicht sklavisch an die Uhr halten. Nehmen Sie sich am besten einen Punkt in der Landschaft ins Auge, bis zu dem Sie das hohe Tempo durchhalten werden: bis zur Kurve, zum Busch oder zur Laterne. Oder Sie laufen zu zweit und geben abwechselnd das Tempo und den Zielpunkt vor. Haben Sie es geschafft, freuen Sie sich über Ihren Erfolg und achten darauf, dass Ihre Atmung wieder ruhiger wird. Entspannen Sie sich innerlich beim Weiterlaufen und bereiten Sie sich bereits auf die nächste HI-Phase vor.

› Ab der zweiten Trainingswoche werden Sie den Anstieg Ihrer Leistungsfähigkeit deutlich merken. Um den Erfolg jedoch nicht nur zu »fühlen«, sondern auch mit konkreten Zahlen belegen zu können, messen Sie nach zwei, vier und sechs Wochen HIT Ihre Leistungsparameter (nutzen Sie die Tests ab Seite 56). Die Ergebnisse werden Ihnen zeigen, welch positive Wirkung HIT auf Ihre körperliche Verfassung hat – nichts motiviert mehr!

› Auch die Uhr zeigt Ihnen Ihre wachsende körperliche Fitness. Sie werden bereits in der zweiten Woche feststellen, dass die Strecke, die Sie im Intensivintervall in einer bestimmten Zeit zurücklegen, sich stetig verlängert. Setzen Sie sich immer wieder Start- und Zielpunkte für die schnellen Phasen – von der Wegbiegung bis zum Baum, von der Ampel bis zum roten Gebäude, vom Entenweiher bis zum Blumenbeet – und staunen Sie, wie schnell Sie sie erweitern können.

› Belohnen Sie sich, einfach nur dafür, dass Sie trainieren. Legen Sie ab und an einen entspannten Wellnesstag ein, kaufen Sie sich etwas Nettes zum Anziehen, wenn ein paar Pfunde weg sind, oder lassen Sie sich von Ihrem Partner ins Kino oder Theater ausführen.

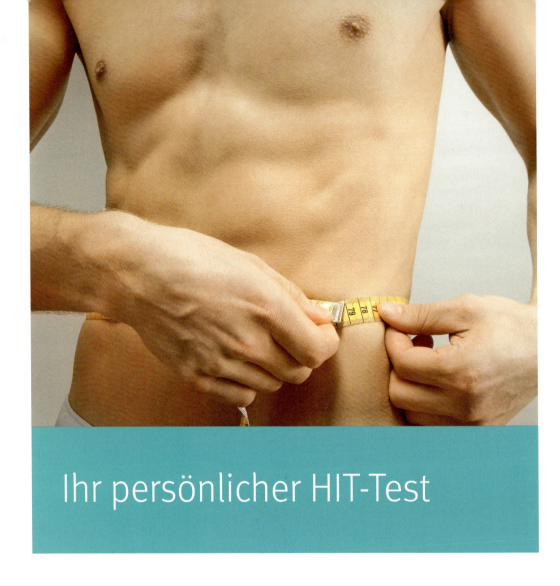

Ihr persönlicher HIT-Test

Bevor Sie mit dem HI-Training beginnen, sollten Sie Ihren Fitnessstand ermitteln. Denn davon hängen die Intensitäten ab, mit denen Sie Ihr individuelles Programm absolvieren. Machen Sie also eine Bestandsaufnahme Ihrer Leistungsfähigkeit. Fünf Parameter zu Ihrem Körper und seinen Funktionen sowie zu Ihrer aktuellen Fitness geben Ihnen Auskunft darüber, ob Sie mit dem Laufprogramm für Geübte, mit dem Einsteiger-Laufprogramm oder zunächst mit Walking starten sollten.

Die wichtigsten Faktoren

Gehen Sie den folgenden Test mit seinen fünf Größen Schritt für Schritt durch. Manches können Sie sofort bestimmen, anderes braucht ein bisschen mehr Vorbereitung – insbesondere der Ausdauertest, der aber wesentlich ist. Am Ende erhalten Sie eine Punktzahl, mit der Sie sich optimal für einen der drei Trainingspläne ab Seite 62 qualifizieren.

Halten Sie die Ergebnisse Ihres Tests am besten schriftlich fest. So können Sie sich nach ein paar Trainingswochen vor Augen führen, wo Sie sich überall verbessert haben. Das motiviert so richtig gut zum Weitermachen!

Ihre momentane Leistungsfähigkeit

Um herauszufinden, wie intensiv Sie Ihr Training beginnen können, müssen Sie schon jetzt aktiv werden: Ein Ausdauer- und je ein Krafttest für die Arme und die Beine zeigen Ihnen, wie »sportlich« Sie momentan sind.

Der Ausdauertest

In welcher Zeit laufen Sie tausend Meter? Das ist die entscheidende Frage für den ersten Testteil. Suchen Sie sich dafür in Ihrer Umgebung eine geeignete Laufstrecke von ziemlich genau einem Kilometer Länge. Am einfachsten geht es natürlich auf einem Sportplatz, den Sie zweieinhalbmal umrunden müssen. Sie können aber auch mit dem Auto oder dem Fahrrad eine Strecke abmessen, Sie können im Park abschreiten oder auf einer genauen Karte nachmessen, wie weit tausend Meter sind.

Begehen Sie sich nach einem kurzen Aufwärmen – lockerem, sehr langsamem Joggen – an den Startpunkt und laufen Sie los. Können Sie die Strecke nicht mit einem Mal durchlaufen, kein Problem, machen Sie Gehpausen zwischendurch: Wenn Sie nicht mehr können, dann gehen Sie. Sobald Sie wieder Kraft geschöpft haben, joggen Sie ruhig weiter. Messen Sie die Zeit, die Sie insgesamt brauchen, um die tausend Meter hinter sich zu bringen. In der kleinen Übersicht am Rand der Seite finden Sie dann Ihre Punktzahl, die Sie notieren sollten.

AUSWERTUNG AUSDAUERTEST

Für Männer gilt:
› 7 min = 1 Punkt
5,5 bis 7 min = 2 Punkte
‹ 5,5 min = 3 Punkte

Für Frauen gilt:
› 7,5 min = 1 Punkt
6 bis 7,5 min = 2 Punkte
‹ 6 min = 3 Punkte

Der Krafttest für die Beine

Testen Sie, wie viele Kniebeugen Sie ohne Pause schaffen. Stellen Sie die Beine dazu gut schulterbreit auseinander und gehen Sie so weit nach unten, dass die Oberschenkel waagerecht zum Boden zeigen. Wieder aufrichten – und erneut beugen.

Der Krafttest für die Arme

Natürlich ist Laufen vor allem Beinsache. Doch es geht hier um den Fitnessstand Ihres Köpers im Allgemeinen. Und wie Sie mittlerweile wissen, verbrennen auch die Armmuskeln viel Fett – wenn sie denn gut trainiert sind.

Testen Sie also, wie viele Liegestütze Sie ohne Pause ausführen können. Da Männer und Frauen hier deutlich unterschiedliche Leistungen erzielen, ist der Test darauf abgestimmt: Frauen üben den Knieliegestütz, indem sie die Knie aufsetzen (siehe Bild 1). Männer testen sich im Langliegestütz (siehe Bild 2).

AUSWERTUNG KRAFTTEST FÜR DIE BEINE

Für Männer gilt:
40 und mehr = 3 Punkte
30 bis 39 = 2 Punkte
20 bis 29 = 1 Punkt
bis zu 19 = 0 Punkte

Für Frauen gilt:
30 und mehr = 3 Punkte
20 bis 29 = 2 Punkte
10 bis 19 = 1 Punkt
bis zu 9 = 0 Punkte

AUSWERTUNG KRAFTTEST FÜR DIE ARME

Für Männer gilt:
30 und mehr = 3 Punkte
20 bis 29 = 2 Punkte
10 bis 19 = 1 Punkt
bis zu 9 = 0 Punkte

Für Frauen gilt:
15 und mehr = 3 Punkte
10 bis 14 = 2 Punkte
5 bis 9 = 1 Punkt
bis zu 4 = 0 Punkte

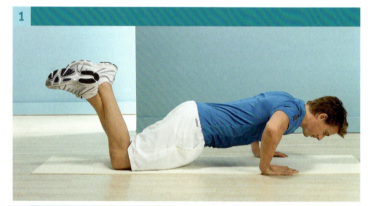
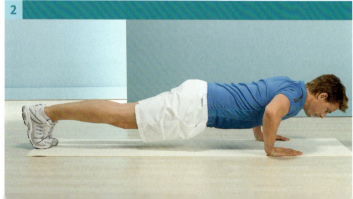

Die allgemein-körperlichen Parameter

Zwei weitere Größen runden den Test ab: der Ruhepuls und der aktuelle Bauchumfang. Ergänzen Sie diese Ergebnisse auf Ihrem Notizblatt, auf dem bereits die Werte und Punkte für den Lauf und die beiden Kraftübungen stehen sollten.

Der Ruhepuls

Körperliche Aktivität ist die wichtigste Komponente beim Vorbeugen gegen Herz-Kreislauf-Erkrankungen. Als bedeutender Faktor gilt dabei, wenn sich der Ruhepuls senkt. Genau das wird nach wenigen Wochen HI-Training bereits der Fall sein. Der Ruhepuls ist damit auch ein wichtiger Baustein des Eingangstests, mit dem Sie feststellen, wie intensiv Sie überhaupt mit dem Training beginnen sollten.

Dieser Puls muss – der Name Ruhepuls sagt es – gemessen werden, wenn Sie keinerlei Aktivität nachgehen oder in den letzten Minuten oder besser Stunden nachgegangen sind. Der Morgen eignet sich daher am besten für die Messung: Entweder zählen Sie morgens vor dem Aufstehen mit den Fingern an der Halsseite 30 Sekunden lang Ihren Puls und verdoppeln den Wert – so haben Sie den Ruhepuls pro Minute. Oder noch besser: Sie schlafen eine ganze Nacht mit dem Pulsmesser um Ihre Brust. Notieren Sie dann gleich nach dem Aufwachen den angezeigten Wert. Er wird Ihren Ruhepuls sehr genau wiedergeben.

Der Bauchumfang

Ab einem gewissen Bauchumfang steigen die gesundheitlichen Risiken – im Leben, aber speziell auch beim Training. Daher ist dieser Parameter wichtig für Ihre Einstufung in das optimale Trainingslevel. Außerdem: Wenn Sie diesen Wert einmal gemessen haben und dann etwa jede Woche neu prüfen, werden Sie am schnellsten Ihre Abnehmerfolge erkennen.

Messen Sie im Stehen und mit freiem Oberkörper. Legen Sie das Maßband in der Mitte zwischen dem unteren Rippenbogen und dem Becken an – etwa auf Nabelhöhe. Lesen Sie den Bauchumfang in leicht ausgeatmeten Zustand ab.

AUSWERTUNG RUHEPULS

Beim Ruhepuls muss nicht zwischen den Geschlechtern unterschieden werden.
Daher gilt für beide:
Bis zu 60 Schläge pro Minute = 3 Punkte
60 bis 80 = 2 Punkte
über 80 Schläge = 1 Punkt

AUSWERTUNG BAUCHUMFANG

Für Männer gilt:
bis 94 cm = 3 Punkte
95 bis 102 cm = 2 Punkte
103 bis 112 cm = 1 Punkt
ab 113 cm = 0 Punkte

Für Frauen gilt:
bis 80 cm = 3 Punkte
81 bis 88 cm = 2 Punkte
89 bis 94 cm = 1 Punkt
ab 95 cm = 0 Punkte

LOHNENDE ERFOLGE

Wenn Sie mit HIT abnehmen, fühlt sich das toll an. Und es macht Sie in jeder Hinsicht fitter. Nehmen wir an, Sie haben zehn Kilo verloren. Dadurch wird Ihr Stoffwechsel stärker, Ihre Cholesterinwerte regulieren sich, Ihr Blutdruck sinkt, und zwar um bis zu 15 mm/Hg im oberen Wert und um bis zu zehn mm/Hg im unteren Wert. Damit erhöht sich Ihre Lebensqualität insgesamt und Ihre Leistungsfähigkeit steigt um zehn Prozent. Gleichzeitig erhöht sich die Fähigkeit Ihres Körpers, Blutgerinnsel aufzulösen um 20 Prozent ... Das alles kann Ihr Leben um mindestens drei Jahre verlängern.

Die Auswertung

Nun können Sie die Gesamtpunktzahl errechnen. Der folgende Überblick verrät Ihnen, welches Programm das Ihre ist.

Gesamtauswertung

> Ab einer Gesamtpunktzahl von 14 empfiehlt sich für Sie der Trainingsplan für Geübte auf Seite 68/69.
> Haben Sie 9 bis 13 Punkte erreicht, sollten Sie mit dem Trainingsplan für Lauf-Einsteiger (Seite 66/67) anfangen.
> Kommen Sie auf 8 oder weniger Punkte, ist es empfehlenswert, dass Sie zunächst walken oder nordisch walken. Beginnen Sie also mit dem Trainingsplan für Walker (Seite 64/65).

Ein Zusatz gefällig? Der Blutdruck

Wenn Sie möchten – oder sich mit dem bereits absolvierten Test nicht zufrieden fühlen – können Sie einen weiteren Parameter hinzunehmen: den Blutdruck. Viele sind heute mit einem Messgerät dafür ausgestattet. Wenn Sie keines haben, können Sie den Wert in der Apotheke oder beim Hausarzt bestimmen lassen.

AUSWERTUNG BLUTDRUCK
bis 120/80 = 3 Punkte
bis 135/95 = 2 Punkte
bis 140/90 = 1 Punkt
ab 140/90 = 0 Punkte

Die Gesamtauswertung ändert sich dann wie folgt:
> Ab 17 Punkten gelten Sie als geübt und können mit dem Laufplan auf Seite 68/69 einsteigen.

> Bei 11 bis 16 Punkten ist der Trainingsplan für Lauf-Einsteiger auf Seite 66/67 der richtige für Sie.
> Haben Sie 10 oder weniger Punkte erreicht, beginnen Sie mit dem Walken (Seite 64/65).

Ihre persönliche Belastung beim Training

Nach welchem Trainingsplan Sie laufen, wissen Sie jetzt. Sie sollten nun noch festlegen, bei welcher Anstrengung Sie die für HIT notwendige Belastung erreichen. Es gibt zwei Anhaltspunkte: Ihre Pulsfrequenz und/oder Ihre subjektive Einschätzung nach der im Folgenden erklärten Borgskala.

Pulsfrequenz

Um mit Ihrer Herzfrequenz zu arbeiten, brauchen Sie eine Pulsuhr, die Sie beim Laufen tragen. Ihren Ruhepuls haben Sie bereits im Test ermittelt (Seite 59). Nun geht es um den optimalen Trainingspuls, was bei HIT zwei unterschiedliche Größen sind: Für die langsameren Phasen sollten Sie mit einem Puls von 190 minus Lebensalter laufen. In den Intensiv-Intervallen wird der Puls natürlich höher. Hier gilt die Formel 200 minus halbes Lebensalter, davon ziehen Sie dann noch 5 Prozent ab. Diesen Wert sollten Sie in den HI-Phasen anstreben, aber nicht überschreiten.

Borgskala

Die Alternative zur Pulsuhr: Sie entwickeln Ihr Belastungsempfinden und »erspüren« Ihre Anstrengung. Als Orientierung dient Ihre empfundene Atemnot, der Sie nach der Skala im Kasten einen entsprechenden Wert geben. So können Sie Ihre subjektive Selbsteinschätzung bei körperlicher Belastung nutzen.

In den ruhigen Phasen sollten Sie ungefähr Stufe 3 erreichen. Versuchen Sie hingegen, in den intensiven Phasen den Punkt 8 zu schaffen. Ihr Atem wird dann »sehr, sehr schwer« gehen – noch schneller sollten Sie nicht werden. Weil die Herzfrequenz aufgrund der individuellen Schwankungen nur eine grobe Orientierung geben kann, empfehlen wir allen Läufern, die Borgskala kennenzulernen und in ihr Training einzubeziehen.

BORGSKALA FÜR DIE SELBSTEINSCHÄTZUNG

0 = überhaupt keine Atemnot
0,5 = sehr, sehr milde (knapp wahrnehmbar)
1 = sehr milde
2 = milde
3 = mäßig
4 = recht schwer
5 = schwer
6 = noch etwas schwerer
7 = sehr schwer
8 = sehr, sehr schwer
9 = extrem schwer (fast maximal)
10 = maximale Atemnot

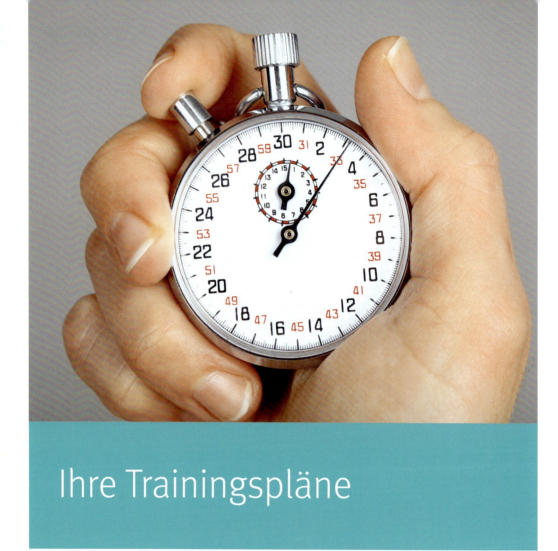

Ihre Trainingspläne

Sie wissen nun, wo Sie stehen. Die Tests ab Seite 56 haben Ihnen verraten, ob Sie gleich laufen oder zunächst walken sollten. In der Gruppe der Walker fangen Sie nun mit acht Wochen (Nordic) Walking nach den Plänen ab Seite 64 an. Lag Ihre Punktezahl im Test bei mindestens 9 – beziehungsweise 11, wenn Sie den Blutdruck einbezogen haben –, sollten Sie unbedingt das Laufen favorisieren. Der Energieverbrauch ist einfach höher als beim Walken. Wenn allerdings orthopädische Probleme dagegen sprechen, empfehlen wir, in das Walking-Programm ab der 6. Woche einzusteigen und die 8. Woche dann mehrmals zu absolvieren.

Die (Nordic) Walker

In der ersten Woche müssen Sie sich erst an die Intensivphasen gewöhnen. Beginnen Sie zunächst damit, sich langsam gehend zwei Minuten aufzuwärmen. Dann steigern Sie das Tempo und folgen den Vorgaben des Programms (ab Seite 64): Sie walken, und dann joggen Sie – kein Sprint. Wenn Sie Stöcke nutzen, nehmen Sie sie derweil nur in die Hand. Am Ende sollten Sie ausgiebig dehnen (ab Seite 84).

Die Lauf-Einsteiger

Lassen Sie sich nicht von der vielleicht als extrem empfundenen Belastung abschrecken. Klar ist das Programm (ab Seite 66) anstrengend und das Laufen geht nur zäh – weil der Körper es noch nicht kennt! Aber seien Sie sicher: Ab der zweiten Woche wird es spürbar besser. Der Körper braucht Zeit, um sich anzupassen. Denken Sie an Ihre Belohnung: gesteigerte Fettverbrennung, höhere Leistungsfähigkeit, optimierter Stoffwechsel.

Die geübten Läufer

HIT verspricht selbst fortgeschrittenen Läufern überzeugende Vorteile gegenüber den bekannten langen, gleichförmigen Läufen auf kaum noch verändertem Leistungsniveau. Mit HIT geben Sie Ihrem Organismus neue Impulse – so werden Sie Ihre ohnehin schon beachtliche Leistungsfähigkeit weiter erhöhen.
Seien Sie sich bewusst: Das Laufprogramm für Fortgeschrittene ist eine sehr intensive HIT-Einheit. Nach dem Training sollten Sie sich immer noch wohlfühlen, obwohl Sie selbstverständlich erschöpft sein werden. Gibt es jedoch Anzeichen von Übelkeit oder Schwindel, sollten Sie zunächst ins Programm für Lauf-Einsteiger ab Woche 4 (Seite 66) wechseln.

BEHUTSAM GAS GEBEN ... UND »AUSROLLEN« LASSEN

Laufen Sie in den ersten Minuten nur so schnell, dass Sie genügend Luft bekommen. Steigern Sie langsam die Anstrengung. Das Training endet immer mit der schnellen, intensiven Phase. Werden Sie danach allmählich langsamer und gehen Sie noch so lange, bis sich Ihr Puls beruhigt hat. Danach sollten Sie zumindest die Beinmuskulatur dehnen (ab Seite 84).

GU-ERFOLGSTIPP

BELASTUNGS-NORMATIVE NUTZEN

Nur wenn Dauer, Intensität und Häufigkeit des Trainings optimal aufeinander abgestimmt sind, können Sie mit einem maximalen Trainingserfolg rechnen. Unsere Pläne ab Seite 64 machen's vor – je genauer Sie sich daran halten, umso rascher winken die Erfolge.

Trainingsplan für Walker

	Trainingstag 1		Trainingstag 2		Trainingstag 3	
	Rhythmus	Wdh.	Rhythmus	Wdh.	Rhythmus	Wdh.
Woche 1	Walken: 3 Minuten Joggen: 20 Sekunden	5	Walken: 4 Minuten Joggen: 20 Sekunden	4	Walken: 4 Minuten Joggen: 20 Sekunden	4
Woche 2	Walken: 4 Minuten Joggen: 30 Sekunden	5	Walken: 5 Minuten Joggen: 30 Sekunden	4	Walken: 5 Minuten Joggen: 30 Sekunden	4
Woche 3	Walken: 5 Minuten Joggen: 1 Minute	5	Walken: 5 Minuten Joggen: 30 Sekunden	5	Walken: 5 Minuten Joggen: 1 Minute	5
Woche 4	Walken: 7 Minuten Joggen: 1:30 Minuten	3	Walken: 7 Minuten Joggen: 1:30 Minuten	3	Walken: 8 Minuten Joggen: 1:30 Minuten	3

Die Trainingspläne

Für jede Trainingswoche finden Sie drei Tage, für die jeweils angegeben ist, wie lange Sie sich locker und wie lange Sie sich intensiv bewegen sollten. Die Zahl der Wiederholungen (Wdh.) zeigt an, wie oft Sie in diesem Zyklus laufen sollten.

	Trainingstag 1		Trainingstag 2		Trainingstag 3	
	Rhythmus	Wdh.	Rhythmus	Wdh.	Rhythmus	Wdh.
Woche 5	Walken: 8 Minuten	3	Walken: 8 Minuten	3	Walken: 9 Minuten	3
	Joggen: 2 Minuten		Joggen: 2 Minuten		Joggen: 2 Minuten	
Woche 6	Walken: 10 Minuten	3	Walken: 10 Minuten	3	Walken: 10 Minuten	3
	Joggen: 2 Minuten		Joggen: 2 Minuten		Joggen: 2 Minuten	
Woche 7	Walken: 10 Minuten	3	Walken: 10 Minuten	3	Walken: 10 Minuten	3
	Joggen: 2:30 Minuten		Joggen: 2:30 Minuten		Joggen: 2:30 Minuten	
Woche 8	Walken: 10 Minuten	3	Walken: 10 Minuten	3	Walken: 10 Minuten	3
	Joggen: 3:30 Minuten		Joggen: 4 Minuten		Joggen: 3:30 Minuten	

Danach

Nach 8 Wochen HIT-Walking empfehlen wir Ihnen, sich neu zu testen (ab Seite 56). Wenn es Ihre Fitness erlaubt und Sie Ihre Ergebnisse weiter verbessern möchten, sollten Sie dann ins Laufprogramm ab Seite 66 einsteigen. Ansonsten können Sie weiter walken und die 8. Woche mehrfach wiederholen oder auch ausbauen.

Trainingsplan für Lauf-Einsteiger

	Trainingstag 1		Trainingstag 2		Trainingstag 3	
	Rhythmus	Wdh.	Rhythmus	Wdh.	Rhythmus	Wdh.
Woche 1	Joggen: 2 Minuten Sprinten: 10 Sekunden	6	Joggen: 3 Minuten Sprinten: 10 Sekunden	4	Joggen: 2 Minuten Sprinten: 10 Sekunden	6
Woche 2	Joggen: 3 Minuten Sprinten: 10 Sekunden	6	Joggen: 5 Minuten Sprinten: 10 Sekunden	4	Joggen: 3 Minuten Sprinten: 10 Sekunden	6
Woche 3	Joggen: 4 Minuten Sprinten: 15 Sekunden	6	Joggen: 6 Minuten Sprinten: 15 Sekunden	4	Joggen: 4 Minuten Sprinten: 15 Sekunden	6
Woche 4	Joggen: 6 Minuten Sprinten: 15 Sekunden	4	Joggen: 8 Minuten Sprinten: 15 Sekunden	3	Joggen: 6 Minuten Sprinten: 15 Sekunden	4

Die Trainingspläne

Für jede Trainingswoche finden Sie drei Tage, für die jeweils angegeben ist, wie lange Sie sich locker und wie lange Sie sich intensiv bewegen sollten. Die Zahl der Wiederholungen (Wdh.) zeigt an, wie oft Sie in diesem Zyklus laufen sollten.

Ihre Trainingspläne

	Trainingstag 1		Trainingstag 2		Trainingstag 3	
	Rhythmus	Wdh.	Rhythmus	Wdh.	Rhythmus	Wdh.
Woche 5	Joggen: 8 Minuten Sprinten: 25 Sekunden	4	Joggen: 10 Minuten Sprinten: 25 Sekunden	3	Joggen: 8 Minuten Sprinten: 15 Sekunden	4
Woche 6	Joggen: 10 Minuten Sprinten: 25 Sekunden	3	Joggen: 10 Minuten Sprinten: 25 Sekunden	3	Joggen: 12 Minuten Sprinten: 25 Sekunden	3
Woche 7	Joggen: 10 Minuten Sprinten: 30 Sekunden	3	Joggen: 8 Minuten Sprinten: 30 Sekunden	3	Joggen: 10 Minuten Sprinten: 30 Sekunden	3
Woche 8	Joggen: 12 Minuten Sprinten: 45 Sekunden	3	Joggen: 8 Minuten Sprinten: 45 Sekunden	3	Joggen: 12 Minuten Sprinten: 45 Sekunden	3

Danach

Steigen Sie ins Laufprogramm für Geübte, Woche 5, ein. Wenn Sie sich unsicher sind, wiederholen Sie den Test (ab Seite 56).

Trainingsplan für Geübte

	Trainingstag 1		Trainingstag 2		Trainingstag 3	
	Rhythmus	Wdh.	Rhythmus	Wdh.	Rhythmus	Wdh.
Woche 1	Joggen: 5 Minuten Sprinten: 30 Sekunden	4	Joggen: 5 Minuten Sprinten: 30 Sekunden	4	Joggen: 5 Minuten Sprinten: 30 Sekunden	4
Woche 2	Joggen: 10 Minuten Sprinten: 30 Sekunden	3	Joggen: 10 Minuten Sprinten: 30 Sekunden	3	Joggen: 10 Minuten Sprinten: 30 Sekunden	3
Woche 3	Joggen: 9 Minuten Sprinten: 35 Sekunden	3	Joggen: 9 Minuten Sprinten: 35 Sekunden	3	Joggen: 9 Minuten Sprinten: 35 Sekunden	3
Woche 4	Joggen: 10 Minuten Sprinten: 45 Sekunden	3	Joggen: 10 Minuten Sprinten: 45 Sekunden	3	Joggen: 10 Minuten Sprinten: 45 Sekunden	3

Die Trainingspläne

Für jede Trainingswoche finden Sie drei Tage, für die jeweils angegeben ist, wie lange Sie sich locker und wie lange Sie sich intensiv bewegen sollten. Die Zahl der Wiederholungen (Wdh.) zeigt an, wie oft Sie in diesem Zyklus laufen sollten.

	Trainingstag 1		Trainingstag 2		Trainingstag 3	
	Rhythmus	Wdh.	Rhythmus	Wdh.	Rhythmus	Wdh.
Woche 5	Joggen: 10 Minuten Sprinten: 1 Minute	3	Joggen: 10 Minuten Sprinten: 1 Minute	3	Joggen: 10 Minuten Sprinten: 1 Minute	3
Woche 6	Joggen: 5 Minuten Sprinten: 50 Sekunden	6	Joggen: 5 Minuten Sprinten: 50 Sekunden	6	Joggen: 5 Minuten Sprinten: 50 Sekunden	6
Woche 7	Joggen: 7 Minuten Sprinten: 1:15 Minuten	4	Joggen: 7 Minuten Sprinten: 1:15 Minuten	4	Joggen: 7 Minuten Sprinten: 1:15 Minuten	4
Woche 8	Joggen: 10 Minuten Sprinten: 1:30 Minuten	3	Joggen: 10 Minuten Sprinten: 1:30 Minuten	3	Joggen: 10 Minuten Sprinten: 1:30 Minuten	3

Danach

Wenn Sie dieses Programm absolviert haben, sind Sie einfach fit! Trainieren Sie nach den HIT-Prinzipien selbstständig weiter – Sie können dabei natürlich auch die späteren Wochen dieses Programms wiederholen.

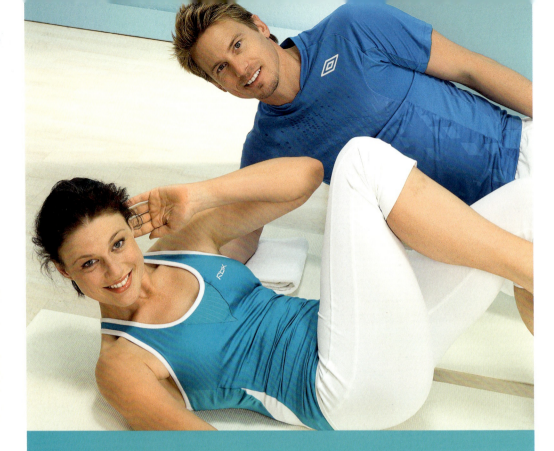

Die besten Kraft- und Dehnübungen

HIT bedeutet, parallel zur Ausdauer die Kraft zu trainieren und die beteiligten Muskeln maximal zu stimulieren. Das alles geschieht direkt beim Laufen. Wer den Effekt weiter steigern und bestimmte Muskeln noch stärker ausbilden möchte, kann mit klassischen Kraftübungen das Laufen hervorragend unterstützen. Denn je fitter Sie sind, desto besser funktioniert auch Ihr HIT! Und: Je mehr Muskeln im Körper arbeiten, umso mehr »Brennöfen« sorgen für die Optimierung Ihres Stoffwechsels.

Effektives Bodentraining

Die folgenden Übungen haben einen sehr hohen Wirkungsgrad auf die sechs Hauptmuskelgruppen. Sie brauchen dazu keine Sportgeräte, nur für die Arme sollten Sie zwei Hanteln zu je 1,5 Kilo oder aber auch gefüllte Wasserflaschen bereitlegen.

Wie oft trainieren?

Ihr HI-Training unterstützen Sie optimal, wenn Sie zweimal pro Woche 20 bis 30 Minuten Kraftübungen absolvieren. Und zwar an Tagen, an denen Sie auch laufen, denn nur so kann sich Ihr Körper an den anderen Tagen genügend erholen. Es empfiehlt sich, Rücken, Bauch und Rumpf immer zu trainieren, zusätzlich an einem Tag die Beine und am anderen Tag die Arme und die Schultern. Bei den einzelnen Muskelgruppen können Sie sich die Übungen heraussuchen, die Sie ansprechen, oder aber alle trainieren. Achten Sie auf die Gesamtzeit von etwa einer halben Stunde.

Für Einsteiger und Geübte

Haben Sie im Test (ab Seite 56) bis zu 13 – beziehungsweise mit dem Blutdruck-Parameter 16 – Punkte erreicht, sollten Sie wie folgt trainieren: Sie absolvieren jede Übung in zwei Sätzen von je 12 bis 15 Wiederholungen (siehe Definition Seite 72). Bei statischen Übungen wird eine Position gehalten – dafür sind jeweils Zeiten angegeben. Haben Sie im Test mindestens 14 – beziehungsweise mit dem Blutdruck-Parameter 17 – Punkte erreicht, trainieren Sie nach diesem Muster: Sie absolvieren jede Übung in drei Sätzen von jeweils 15 bis 18 Wiederholungen.

Das Dehnen

Ab Seite 84 finden Sie die Dehnübungen für alle Hauptmuskelgruppen. Dehnen ist nicht nur gut, um die Muskulatur geschmeidig zu halten. Nach neueren Forschungen weiß man auch, dass gezieltes Dehnen selbst Muskulatur aufbaut. Sie sollten die Beindehnungen daher am besten immer nach Ihrem Lauftraining absolvieren und zudem nach Ihrem Krafttraining jeweils die dabei angesprochenen Muskeln dehnen.

> **GU-ERFOLGSTIPP**
> **INTENSIV UND RUHIG ATMEN**
>
> Nicht nur beim Laufen, auch bei den Kraftübungen auf der Matte ist der Atem entscheidend. Schließlich leistet Ihr Körper in diesen Momenten Schwerstarbeit. Er muss daher bestens mit Sauerstoff versorgt werden. Atmen Sie daher während des Trainings bewusst, regelmäßig und tief ein und aus – auch und gerade, wenn die Übung fordernd ist.

Beine

Auch wenn die Beine bereits bei den Walking- oder Laufeinheiten trainiert werden, lohnt der gezielte Muskelaufbau mit den folgenden Bodenübungen. Trainieren Sie als Einsteiger die Übung(en) Ihrer Wahl in 2 Sätzen, als Geübter in 3 Sätzen.

Beinkreisen

> Legen Sie sich seitlich auf eine Matte, das untere Bein im Knie gebeugt abgelegt.

1 > Strecken Sie das obere Bein maximal durch und bauen Sie in den Muskeln Spannung auf. Beschreiben Sie mit dem Bein kleine runde Kreise und bewegen Sie es zusätzlich aus der Hüfte: Führen Sie es also kreisend langsam nach vorn und wieder zurück.

> Bewegen Sie es so 3-mal nach vorn und wieder in die Ausgangslage und üben Sie dann mit dem anderen Bein.

> Wiederholen Sie diesen Ablauf als Einsteiger noch einmal, als Geübter machen Sie ihn insgesamt 3-mal.

WAS IST EIN SATZ?
Wenn Sie eine Übung bis zu 15- oder 18-mal absolviert haben, ist ein Satz geschafft. Nach einer kurzen Verschnaufpause folgt dann der nächste Satz.

Leglift

> Sie stehen gerade, Rücken aufrecht, der Kopf in Verlängerung der Wirbelsäule. Ziehen Sie den Bauchnabel nach innen und atmen Sie dabei ruhig weiter. Beugen Sie das linke Bein leicht.

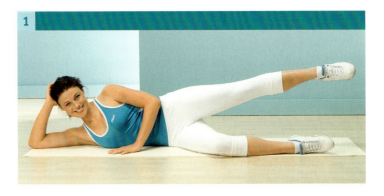

Kraft- und Dehnübungen

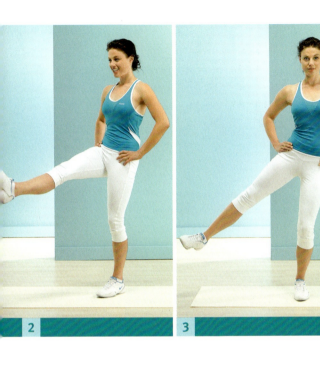

TIPP
Sie können sich unterstützend an einem Stuhl festhalten.

2 › Heben und senken Sie das gestreckte rechte Bein nach vorn auf und ab, wieder bis zu 15- oder 18-mal. Der Fuß ist dabei abgewinkelt, die Zehen zeigen nach oben. Das arbeitende Bein berührt während der gesamten Übung nicht den Boden.

› Üben Sie anschließend mit dem linken Bein.

VARIANTE: Variieren Sie, indem Sie das Bein seitwärts und rückwärts heben und senken. 3

Kniebeuge

› Gehen Sie in einen großen Ausfallschritt und beugen Sie beide Beine. Achten Sie darauf, den Oberkörper aufrecht und das vordere Kniegelenk senkrecht über dem Fußgelenk zu halten. Der Bauch ist angespannt.

4 › Bewegen Sie sich langsam auf und ab, als Einsteiger pro Satz bis zu 15-, als Geübter bis zu 18-mal.

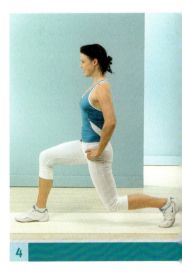

Arme

Die Arme zu trainieren ist wohl der Klassiker des Muskeltrainings. Mit den folgenden Übungen tun Sie dabei Ihrem gesamten Oberkörper etwas Gutes. Suchen Sie sich beim Liegestütz die Variante heraus, die Sie bis zu 15- beziehungsweise 18-mal gut schaffen können, ohne sich zu unterfordern.

Liegestütz für die Arm- und Brustmuskulatur

> Stützen Sie sich auf Hände und Füße. Die Arme sind durchgedrückt, der Körper bildet eine Linie.

1 > Beugen Sie beim Einatmen die Arme mit abgespreizten Ellbogen so weit, dass sich Ihr Oberkörper und das Gesäß dem Boden möglichst weit nähern. Beim Ausatmen langsam wieder hochkommen.

| **VARIANTE:** Üben Sie diesen Liegestütz mit abgestützten Knien. **2**

BESTENS FÜR FRAUEN
Der Knieliegestütz kann auch von Frauen problemlos geübt werden – so lässt sich der Oberkörper optimal formen.

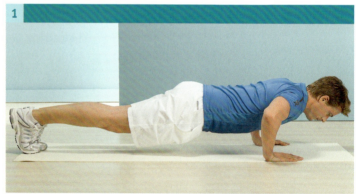

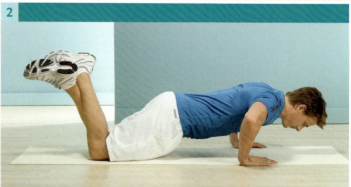

Kraft- und Dehnübungen 75

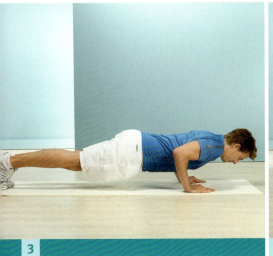
3

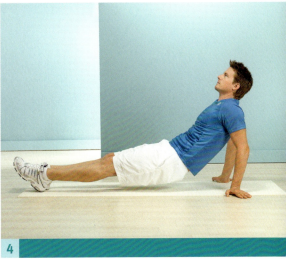
4

Liegestütz für den Trizeps

> Stützen Sie sich auf Hände und Füße, die Arme sind durchgestreckt, der Körper bildet wieder eine Linie.

3 > Beugen Sie beim Einatmen die Arme, sodass sich Ihr gesamter Körper dem Boden nähert. Die Arme bleiben dabei so eng wie möglich am Körper.

> Drücken Sie sich beim Ausatmen wieder nach oben.

VARIANTE: Üben Sie diesen Liegestütz, indem Sie die Knie aufstützen.

TIPP
Achten Sie darauf, den gesamten Körper während der Bewegung gerade und stabil wie ein Brett zu halten.

Umgekehrter Liegestütz

> Setzen Sie sich mit ausgestreckten Beinen auf den Boden, die Hände sind neben dem Körper abgestützt.

4 > Heben Sie den Körper vom Boden ab, indem Sie die Arme strecken. Bewegen Sie den Oberkörper auf und ab, die Ellbogen zeigen dabei nach hinten.

VARIANTE: Heben Sie beim umgekehrten Liegestütz ein Bein mit an, während Sie die Arme beugen und strecken.

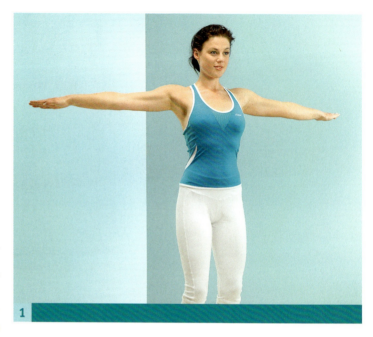

DAUER STATT ANZAHL
Bei dieser Übung kommt es nicht auf die Zahl der Wiederholungen an, sondern auf die Zeit, die Sie durchhalten können.

Schultern

Mit den folgenden Schulterübungen bauen Sie Muskeln auf und wie nebenbei auch Verspannungen ab. Wieder üben Einsteiger 2 und Geübte 3 Sätze. Bei der Schultergürtelübung geht es dabei nicht um die Anzahl der Wiederholungen, sondern um das Halten der Position bei kleinen Bewegungen.

Schultergürtelübung

› Sie stehen aufrecht in leichter Grätschstellung. Führen Sie die gestreckten Arme auf Schulterhöhe in die Waagerechte. Der Hals sollte lang bleiben, die Schultern tief.

1 › Spannen Sie Ihren gesamten Körper an und beginnen Sie die Arme auf und ab wippen zu lassen.

› Führen Sie diese Übung 30 bis 45 Sekunden lang aus.

Kraft- und Dehnübungen 77

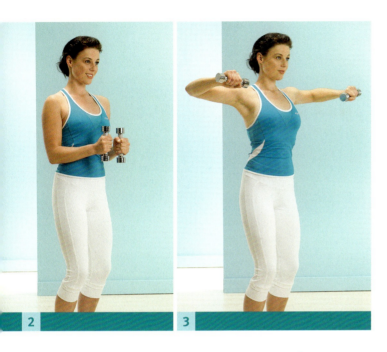

Kräftigung der Außenrotatoren

2 › Nehmen Sie zwei Hanteln oder gefüllte Wasserflaschen in die Hände und stellen Sie sich aufrecht in leichter Grätschstellung hin. Beugen Sie die Arme vor dem Körper im rechten Winkel.

3 › Heben Sie die Arme mit den Gewichten bis auf Schulterhöhe und senken Sie sie wieder ab, bis 15- oder 18-mal.

TIPP
Achten Sie auf eine langsam geführte Bewegung, das verstärkt die Wirkung.

V-Stretch

› Kommen Sie in die Liegestützposition.

4 › Spannen Sie den gesamten Körper an und drücken Sie bei geradem Rücken und durchgedrückten Beinen Ihr Gesäß nach oben, sodass ein umgekehrtes V entsteht. Drücken Sie die Fersen in Richtung Boden. Führen Sie das V im Wechsel mit der Liegestützhaltung aus, wieder bis 15- oder 18-mal.

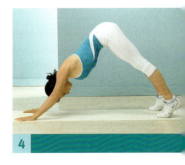

Rücken

Ein kraftvoller Rücken tut weit mehr für Sie, als Fett zu verbrennen. Er beugt Haltungsschäden und Schmerzen vor, verbessert Ihre Haltung und verleiht Ihnen auch über das Körperliche hinaus Rückgrat.

Bankstellung

1 › Sie stehen im Vierfüßlerstand. Strecken Sie den linken Arm und das rechte Bein. Achten Sie darauf, dass Ihr Bauch angespannt und Ihr Rücken gerade ist, vermeiden Sie ein Hohlkreuz.

2 › Führen Sie während des Einatmens Hand und Knie unter dem Körper zusammen, ohne dass Ihr Bein den Boden berührt. Beim Ausatmen beide wieder strecken.

› Üben Sie anschließend auch bis zu 15- beziehungsweise 18-mal zur anderen Seite – der erste Satz.

TIPP
Halten Sie den Kopf leicht gebeugt, also weder zu weit nach oben, noch zu sehr im Hals abgeknickt.

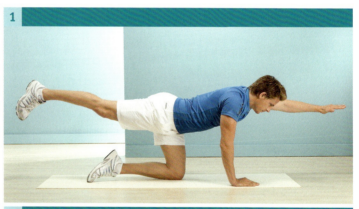

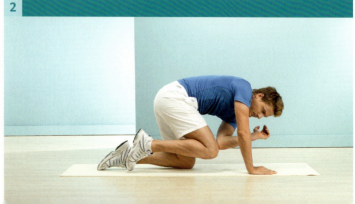

Kraft- und Dehnübungen

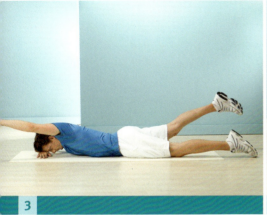

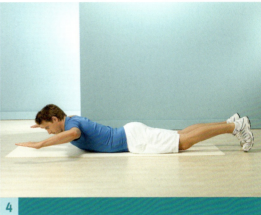

Rückenspanner

› Sie liegen bäuchlings auf dem Boden, die Arme sind nach vorn, die Beine nach hinten ausgestreckt. Der Kopf befindet sich in Verlängerung der Wirbelsäule mit Blick nach unten. Spannen Sie Bauch, Gesäß und Beine an.

3 › Heben und senken Sie 15- beziehungsweise 18-mal gleichzeitig den linken Arm und das rechte Bein.

› Heben und senken Sie anschließend ebenso oft den rechten Arm und das linke Bein.

U-Halte

4 › Sie liegen bäuchlings auf dem Boden. Die Zehen sind während der gesamten Übung aufgestellt, Bauch und Gesäßmuskulatur angespannt. Formen Sie mit den Armen ein »U« und lösen Sie Ihren Oberkörper vom Boden.

› Heben und senken Sie nun langsam bis zu 15- beziehungsweise 18-mal den Oberkörper.

VARIANTE: Strecken Sie die Arme in der Übung gerade nach vorn und üben Sie dann auf die gleiche Weise wie in der U-Halte.

TIPP
Der Blick ist stets nach unten gerichtet, so vermeiden Sie ein Verspannen der Nackenmuskulatur.

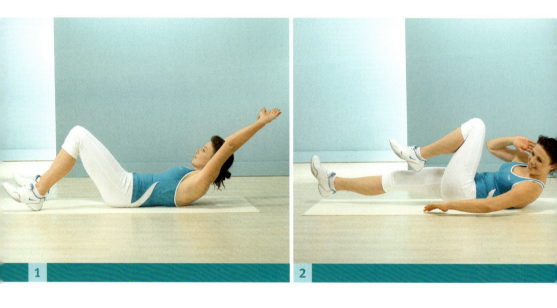

Bauch

Auch wenn Sie vielleicht nicht von heute auf morgen den berühmten Sixpack erlangen werden – die folgenden Übungen sorgen für einen straffen, schlanken Bauch.

TIPP
Führen Sie den Crunch ohne Schwung aus.

Crunch

> Sie liegen rücklings auf dem Boden, die Arme nach hinten ausgestreckt, Blick gerade nach oben. Heben Sie den Oberkörper so weit an, dass die Schultern sich vom Boden lösen.

1 > Heben Sie nun den Oberkörper beim Ausatmen langsam noch ein Stückchen an. Bein Einatmen wieder absenken – und bis zu 15- beziehungsweise 18-mal wiederholen.

Käfer

2 > In Rückenlage pressen Sie den unteren Rücken fest in den Boden. Ziehen Sie das linke Knie in Richtung Brust und heben Sie den Oberkörper so an, dass der rechte Ellbogen das linke

Kraft- und Dehnübungen 81

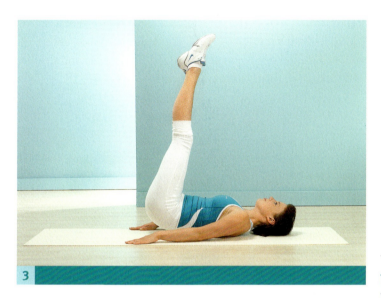

TIPP
Wichtig ist es beim Käfer, die Lendenwirbel fest zum Boden zu pressen.

Knie berührt. Die rechte Hand ist am rechten Ohr, der Kopf in Verlängerung der Wirbelsäule.

› Gehen Sie aus der Spannung mit dem Oberkörper zurück Richtung Boden, das Bein wird lang, die Hand bleibt am Ohr.

› Kommen Sie erneut nach oben, das Knie zum Ellbogen.

› Üben Sie so bis zu 15- beziehungsweise 18-mal in diese eine Richtung, anschließend zur anderen Seite. Damit haben Sie den ersten Satz absolviert.

Beckenheben

› Legen Sie sich auf den Rücken und strecken Sie die Beine gerade nach oben. Die Arme liegen lang neben dem Körper mit den Handflächen nach unten.

› Heben Sie das Becken ein Stück vom Boden ab, indem Sie Ihre Bauchmuskeln fest anspannen. Die Arme stützen Sie dabei.

› Heben Sie auf diese Weise das Becken bis zu 15- beziehungsweise 18-mal.

Rumpf

Die speziellen Kraftübungen für den Rumpf stärken Ihren gesamten Oberkörper. Sie bauen Muskeln auf, straffen Ihr Gewebe und verbessern Ihre Haltung.

Bridging

1 › Sie liegen rücklings auf dem Boden. Stellen Sie die Beine auf und heben Sie das Becken so hoch wie möglich. Knie, Hüfte und Schultern sollten nahezu in einer Linie stehen. Spannen Sie das Gesäß und den Bauch fest an.

› Senken Sie das Becken mit dem Ausatmen langsam und heben Sie es mit dem Einatmen wieder an, bis zu 15- oder 18-mal.

VARIANTE: Strecken Sie ein Bein in Verlängerung des Rumpfes aus und heben und senken Sie weiter den Rumpf. Strecken Sie anschließend das andere Bein.

Seitstütz

2 › Kommen Sie seitlich sitzend auf die Matte, stützen Sie sich auf einen Unterarm. Die Beine sind angewinkelt.

› Heben Sie das Becken an und strecken Sie das obere Bein aus. Halten Sie die Position 10 bis 15 Sekunden.

3 › Nun heben und senken Sie langsam bis zu 15- beziehungsweise 18-mal das obere Bein.

› Üben Sie anschließend zur anderen Seite.

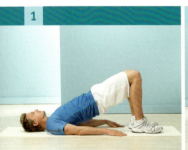
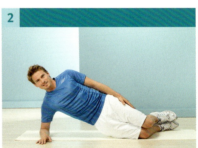
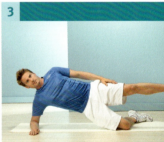

Unterarmstütz

4 › Stützen Sie sich am Boden auf Ihre Unterarme und die Zehenspitzen und heben Sie dabei Ihren gesamten Körper vom Boden ab. Der Blick ist gerade nach unten gerichtet. Ihr Körper ist angespannt und bildet eine gerade Linie.

› Halten Sie die Position 10 bis 15 Sekunden lang, dabei gleichmäßig ein- und ausatmen.

› Anschließend schieben Sie den gesamten Körper leicht vor und wieder zurück, bis zu 15- oder 18-mal.

Kräftiger Seitstütz

5 › Kommen Sie seitlich sitzend auf die Matte und stützen Sie sich auf den Unterarm und den Fuß. Heben Sie nun das Becken an, sodass Ihr Körper eine diagonale Linie bildet. Atmen Sie für 10 bis 15 Sekunden gleichmäßig in dieser Position.

6 › Nun heben Sie das obere Bein und den oberen Arm und senken beide anschließend wieder. Wenn Sie es schaffen, heben und senken Sie Arm und Bein auf diese Weise bis zu 15- beziehungsweise 18-mal für den ersten Übungssatz.

› Üben Sie zur anderen Seite.

VARIANTE: Heben Sie wie in der Übung beschrieben das obere Bein und den oberen Arm. Führen Sie nun Ellbogen und Knie über der Körpermitte zusammen und wieder auseinander.

TIPP
Achten Sie im kräftigen Seitstütz darauf, dass Schultern, Gesäß und Knie eine Linie bilden und Sie im gesamten Körper eine gute Spannung aufbauen.

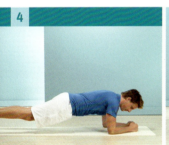
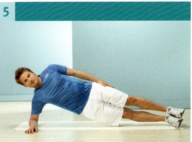
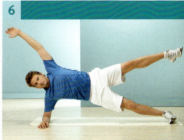

Die besten Dehnübungen für die Cool-down-Phase

Dehnen fühlt sich nach dem Sport nicht einfach nur gut an. Es kann sogar zusätzlichen Muskelzuwachs bringen. Zudem erholt sich ein gedehnter Muskel leichter. Hier üben Einsteiger und Geübte zeitlich genau so, wie es bei den einzelnen Beschreibugen angegeben ist. Es sind auch keine Wiederholungen von Sätzen nötig.

Dehnen der Beinrückseite

› Sie stehen aufrecht in Schrittstellung. Achten Sie darauf, dass beide Füße gerade nach vorn zeigen.

1 › Beugen Sie nun das vordere Bein im Kniegelenk, lassen Sie das hintere Bein gestreckt. Das Becken ist leicht vorgekippt.

› 15 bis 20 Sekunden halten, dann Seite wechseln.

Dehnen der Oberschenkelvorderseite

2 › Sie stehen aufrecht, das Becken leicht vorgekippt. Winkeln Sie ein Bein an und umschließen Sie den Fuß mit einer Hand. Ziehen Sie diesen Fuß in Richtung Gesäß.

› 15 bis 20 Sekunden halten, dann die Seite wechseln.

EINE WOHLTAT
Diese Dehnungen der Beine, langsam und in Ruhe ausgeführt, sind vor allem nach dem Laufen sehr angenehm.

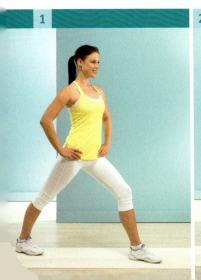
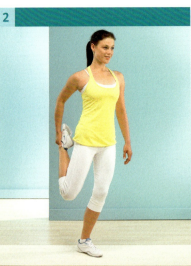
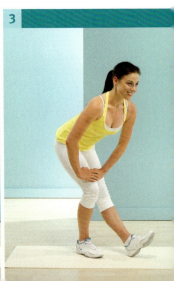

Dehnen der Wade

> Sie stehen aufrecht und strecken ein Bein vor. Das Standbein ist im Knie leicht gebeugt. Lehnen Sie den Oberkörper nach vorn und stützen Sie sich mit den Händen auf dem Knie ab.

3 > Ziehen Sie die Fußspitze des vorderen Beins kraftvoll nach oben, bis Sie die Dehnung in der Wade deutlich spüren.

> 15 bis 20 Sekunden halten, dann die Seite wechseln.

Dehnen der Gesäßmuskulatur

> Sie liegen auf dem Boden und schlagen das linke gebeugte Bein über das aufgestellte rechte Bein.

4 > Ziehen Sie nun mit beiden Händen das rechte Bein langsam in Richtung Bauch.

> 15 bis 20 Sekunden halten, dann die Seite wechseln.

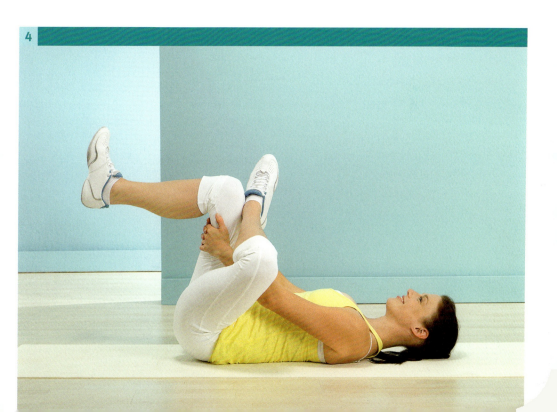

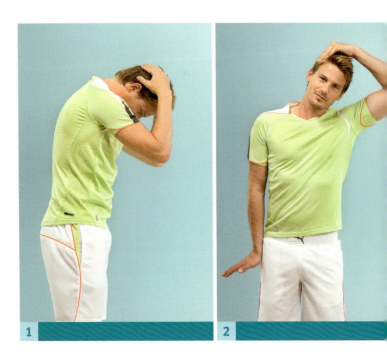

Dehnen des oberen Rückens

TIPP
Insbesondere die Dehnungen des oberen Rückens und des Nackens lassen sich auch immer mal wieder zwischendurch im (Büro-)Alltag ausführen.

1 › Sie stehen aufrecht. Legen Sie den Kopf in Richtung Brustbein ab und ziehen Sie ihn mit beiden Händen leicht in Richtung Bauch. Versuchen Sie, sich so weit wie möglich in Richtung Becken einzurollen.

› 15 bis 20 Sekunden halten, dann wieder aufrollen.

Dehnen des Nacken- und Schulterbereichs

2 › Sie stehen aufrecht und halten den Kopf gerade. Ziehen Sie die rechte Schulter nach unten und legen Sie den Kopf auf die linke Seite. Sie können diese Nackendehnung durch einen leichten Zug am Kopf mit der freien Hand unterstützen.

› 15 bis 20 Sekunden halten, dann die Seite wechseln.

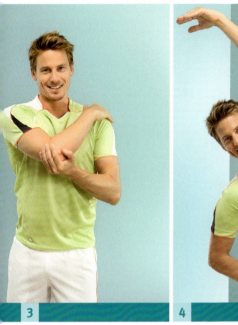
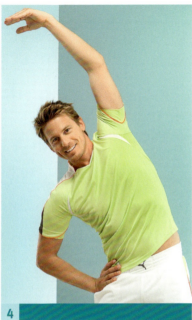

Dehnen der Armmuskulatur

3 › Sie stehen aufrecht und legen den rechten Arm quer über den Brustbereich. Ziehen Sie nun leicht mit dem linken Arm den rechten in Richtung Brust. Die rechte Schulter strebt dabei tendenziell nach unten.

› 15 bis 20 Sekunden halten, dann die Seite wechseln.

Dehnen der Rumpfseite

4 › Sie stehen aufrecht. Heben Sie den linken Arm, die rechte Hand ist an der Hüfte abgestützt. Der Rumpf ist nach vorn ausgerichtet. Führen Sie den erhobenen Arm zur rechten Seite und beugen Sie den Rumpf so weit Sie können mit zur Seite.

› 15 bis 20 Sekunden halten, dann Seite die wechseln – Sie beugen sich so weit wie möglich nach links.

TIPP

Führen Sie alle Dehnübungen langsam und in Ruhe aus, so wirken sie am besten und fühlen sich zudem angenehm an.

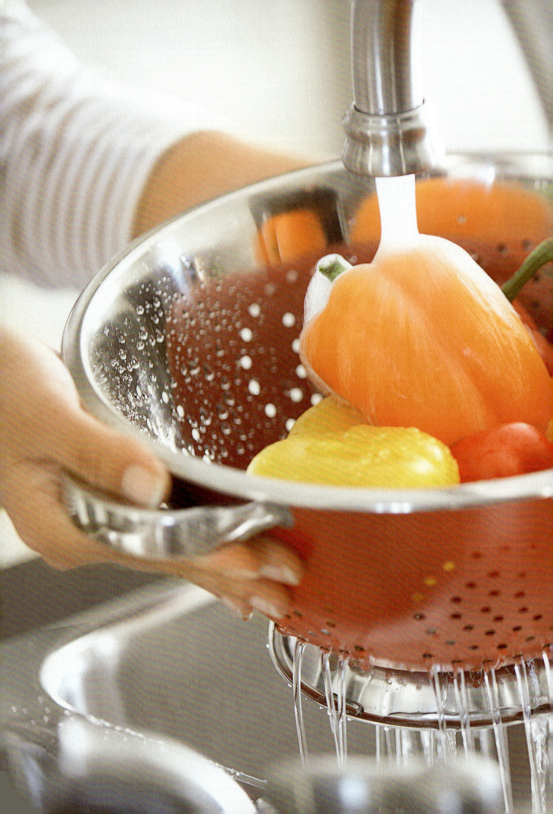

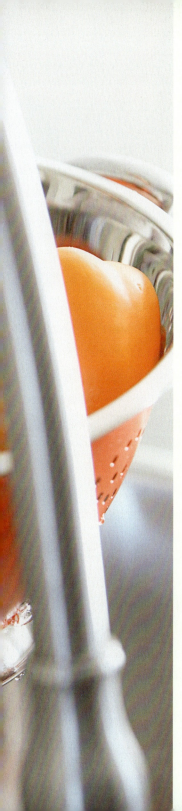

HI-REZEPTE FÜR 14 TAGE

In diesem Teil erwarten Sie Rezeptvorschläge für täglich drei Mahlzeiten – und das für zwei komplette Trainingswochen. Dazu noch einmal viele Tipps und Hinweise für Ihren Abnehmerfolg.

Genussvoll schlank und fit	90
Die Rezepte	94

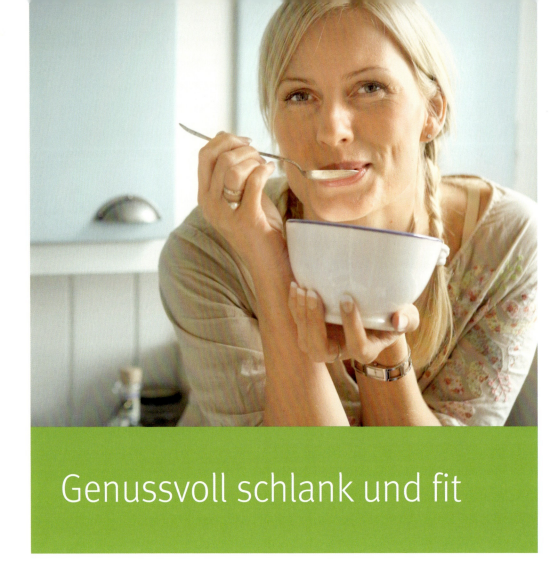

Genussvoll schlank und fit

Sie haben sich bereits sehr viel Theorie angeeignet – und waren vielleicht auch schon das eine oder andere Mal *high intensive* laufen. Wenn Sie nun daran gehen, Ihre Ernährung so umzustellen, dass sie das Training unterstützt, finden Sie ab Seite 32 jede Menge nützliche Infos. Am besten klappt die Praxis aber natürlich, wenn Sie ganz konkrete Hilfsmittel an die Hand bekommen. Für das Laufen sind das die Trainingspläne (ab Seite 62), für das Essen sind es die Rezepte aus diesem Kapitel. 14 Tage lang Frühstück,

Mittag und Abendessen – schmackhafte und gesunde Kost, optimal auf die Bedürfnisse von HI-Trainierenden abgestimmt.
Die Angaben sind dabei jeweils für eine Person berechnet. Wenn Sie gemeinsam mit Ihrem Partner zum HI-Sportler werden, müssen Sie jeweils die doppelte Menge zubereiten. Wenn nicht, kann er natürlich trotzdem die gleichen Gerichte essen, nur wird er vielleicht andere Mengen bevorzugen. Wenn es Ihr Alltag irgendwie zulässt, sollten Sie mit Muße und in Ruhe kochen und essen. Das bringt Freude am Genuss und kann nach und nach die Essgewohnheiten in Richtung auf ein schlankeres Leben verändern.

Für alle gültig und doch individuell

Alle Rezepte und insbesondere die einzelnen Tage als Ganzes sind nach den Richtlinien für HIT entwickelt worden, wie Sie sie ab Seite 32 lesen konnten. Dort wurde auch darauf hingewiesen, dass viele Parameter vom Körpergewicht und anderen individuellen Voraussetzungen abhängen. Für die Entwicklung der Rezepte haben wir einen Menschen mit durchschnittlichem Gewicht – etwa 75 Kilo – im Blick gehabt. Wenn Sie deutlich schwerer sind, werden Ihnen die Gerichte daher vielleicht etwas knapp vorkommen. Dann sollten Sie insbesondere die Eiweißmenge ein wenig

DIE 20 TOP-HIT-GEMÜSESORTEN FÜR IHRE GESUNDHEIT

Die folgenden Gemüsesorten haben eine besonders hohe entzündungshemmende Wirkung, sie zählen zur antiinflammatorischen Kost (siehe Seite 34). Aber auch Obst sollte in der HIT-Ernährung nicht gänzlich fehlen, besonders geeignet sind Beeren, jedoch auch Äpfel und Birnen. Außerdem sind in Maßen Nüsse gut: Maronen, Mandeln und Walnüsse.

- Auberginen
- Blattsalate
- Brokkoli
- Grünkohl
- Ingwer
- Karotten
- Kürbis
- Mangold
- Paprika
- Radieschen
- Rettich
- Rosenkohl
- Rote Bete
- Rotkohl
- Sauerkraut
- Sellerie
- Spinat
- Süßkartoffeln
- Tomaten
- Weißkohl

erhöhen – bis 1,5 Gramm pro Kilo Körpergewicht sind optimal für Trainierende – oder mehr vom Gemüse essen. Dennoch sollten Sie nie vergessen, dass Sie abnehmen wollen – Sie sollten weitgehend satt werden, aber keinesfalls zu viel Energie aufnehmen.

Die Ernährung umstellen

Der Zwei-Wochen-Ernährungsplan kann natürlich nur eine Richtlinie sein. Nach den zwei Wochen geht das Leben weiter, und Sie sollten ohne detaillierte Vorgaben auf dem HIT-Weg bleiben können. Dann können Sie einzelne Tage wiederholen, deren Rezepte Ihnen besonders zugesagt haben. Wahrscheinlich werden Sie nach den bereits gemachten Erfahrungen – und motiviert durch erste Trainingserfolge – gern bereit sein, Ihren Ernährungsalltag umzustellen. Noch einmal zusammengefasst heißt das im HIT-Sinne:

› 600 bis 800 Gramm Gemüse am Tag (die Top 20 siehe Kasten auf Seite 91)
› bis zu 1,5 Gramm Eiweiß pro Kilogramm Körpergewicht pro Tag (eine Auswahl siehe Kasten gegenüber)
› gesunde Fette aus Nüssen und Samen oder Meeresfisch
› Abends keine Kohlenhydrate
› keine Süßigkeiten oder Snacks zwischendurch.

Jede Menge Auswahl

Die Rezepte sind sehr vielfältig. Sollten Ihnen die Angebote eines Tages mal gar nicht behagen, können Sie sie austauschen. Behalten Sie dabei aber im Blick, dass immer der gesamte Tag mit seinen drei Mahlzeiten die optimale Menge an Eiweiß, Fett und Kohlenhydraten enthält. Sie sollten also nicht zwei Mittagsgerichte oder zwei Abendangebote an einem Tag essen, einfach weil Sie mittags durchaus viele Kohlenhydrate, abends aber kaum noch welche zu sich nehmen sollten.

Natürlich steigt mit dem fortschreitenden Training auch der Energiebedarf. Sehen Sie diese zwei Wochen daher als Intensiv-Einstieg in Ihr Abnehmprogramm. Danach können Sie gern wieder etwas mehr essen – und zwar nach den Richtlinien des HIT, also vor allem Gemüse und Eiweiß.

ZWISCHENMAHLZEITEN? LEIDER NEIN!

Wer abnehmen will, sollte auf Zwischenmahlzeiten verzichten. Wenn Sie es wirklich mal nicht aushalten, ist allenfalls ein Eiweißsnack erlaubt: Kefir, Magerjoghurt (ohne Frucht) oder Nüsse in kleinen Mengen.

Günstige Eiweißlieferanten

20 Gramm Eiweiß stecken in

3 Hühnereiern

Fleisch, Geflügel und Wurst
123 g magerer Geflügelwurst
80 g Hühnerbrust
100 g Kalbsfilet
55 g Lachsschinken
80 g magerem Lammfleisch
80 g Putenbrust
100 g Rinderfilet
90 g Rinderlende
65 g Schinken ohne Fettrand
90 g Schweinefilet
80 g magerem Schweinefleisch
90 g Tatar

Fisch und Meeresfrüchte
200 g Austern
110 g Garnelen
100 g Heilbutt
125 g Hummer
120 g Kabeljau
130 g Lachs
70 g geräuchertem Lachs
120 g Langusten
110 g Makrelen
100 g Sardinen
120 g Scholle
120 g Seezunge
120 g Steinbutt
100 g Thunfisch

10 Gramm Eiweiß stecken in

1,5 Hühnereiern

Milch, Milchprodukte, Käse, Tofu
300 g Joghurt (1,5 % Fett)
75 g Frischkäse (20 % Fett)
0,3 l (Butter-)Milch
50 g Mozzarella
25 g Parmesan
75 g magerem Quark
37 g Romadur (20 % Fett)
38 g Schnittkäse (30 % Fett)
125 g Tofu

Getreide, Nüsse, Samen
60 g Cashewkernen
80 g Haferflocken
25 g getrockneten Keimen
100 g Knäckebrot
35 g Leinsamen
50 g Mandeln
135 g Naturreis
50 g Pistazienkernen
40 g Sonnenblumenkernen
125 g Weizenschrotbrot

Gemüse
50 g getrockneten Bohnen
175 g Erbsen
500 g Kartoffeln
200 g Kohlgemüse

AUF EINEN BLICK
Diese Übersicht hilft Ihnen einzuschätzen, wie viel Eiweiß wirklich in Nahrungsmitteln steckt. Denn Eiweiß ist genau der Baustein, von dem Sie bei Bedarf auch mal etwas mehr essen können – siehe Grundregeln auf der gegenüberliegenden Seite.

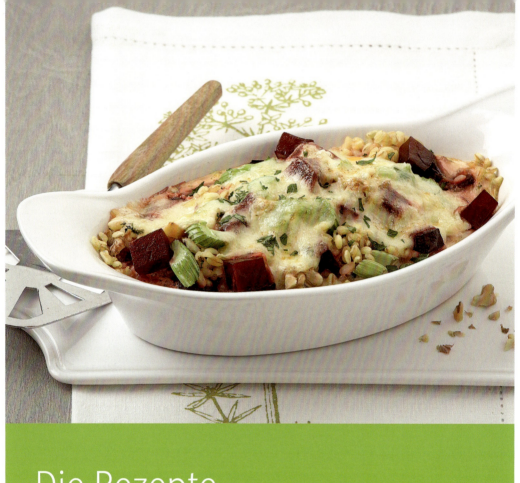

Die Rezepte

Erster Tag

Zum Frühstück
Eier-Schnittlauch-Aufstrich mit Vollkornbrot
395 kcal, 23 g EW, 15 g F, 43 g KH

2 mittelgroße Eier | 3 Sardellen | 1 EL Saure Sahne | Salz | Pfeffer | 3 EL Schnittlauchröllchen | 2 Scheiben Vollkornbrot

1 Die Eier in etwa 10 Minuten hart kochen, abschrecken und pellen.
2 Sardellen und Eier hacken. Mit der Sahne vermengen, salzen und pfeffern. Schnittlauch unterrühren und auf die Brote streichen.

Zum Mittagessen
Rote-Bete-Auflauf
915 kcal, 52 g EW, 54 g F, 54 g KH

250 g Rote Bete (vakuumverpackt) | 2 Stangen Staudensellerie | 125 g Mozzarella | 1 TL Olivenöl | 50 g vorgegarter Hartweizen | 2 EL gehackte TK-Petersilie | 50 ml Gemüsebrühe | 100 ml Milch | 2 mittelgroße Eier | Salz | Pfeffer | 3 EL gehackte Walnusskerne

1 Die Rote Bete in Würfel schneiden. Staudensellerie putzen, waschen und in schmale Stücke, Mozzarella in Scheiben schneiden.
2 Backofen auf 180 °C vorheizen. Eine Auflaufform (etwa 20 cm) mit dem Öl einfetten. Weizen, Rote Bete, Sellerie, Petersilie mischen und hineingeben. Brühe, Milch und Eier verquirlen, kräftig salzen und pfeffern und über das Gemüse gießen, mit Walnüssen bestreuen, mit Mozzarella belegen. Im Ofen (Mitte, Umluft 160 °C) etwa 25 Minuten backen.

Zum Abendessen
Brokkoli-Paprika-Pfanne mit Räuchertofu
400 kcal, 25 g EW, 29 g F, 11 g KH

200 g Brokkoli | 1 Paprikaschote | Salz | 3 EL Sprossen (zum Beispiel Alfalfa, Radieschen oder Linsen) | 100 g Räuchertofu | 1 EL Rapsöl | 2 EL Sonnenblumenkerne | ½ TL Paprikapulver | Pfeffer

1 Brokkoli waschen, in Röschen teilen. Paprika vierteln, putzen, waschen, quer in dünne Streifen schneiden. Beides in Salzwasser zugedeckt etwa 5 Minuten bei schwacher Hitze bissfest garen, abgießen.
2 Sprossen waschen, trocken tupfen. Tofu in Würfel schneiden, Öl erhitzen und Tofu darin bei mittlerer Hitze rundherum in 4 bis 5 Minuten anbraten. Sprossen, Sonnenblumenkerne und Gemüse zugeben, kurz mitbraten und alles mit Paprikapulver und Pfeffer würzen.

NÄHRWERTANGABEN
Bei allen Rezepten finden Sie die folgenden Mengenangaben:
Kalorien – kcal
Eiweiß – E
Fett – F
Kohlenhydrate – KH

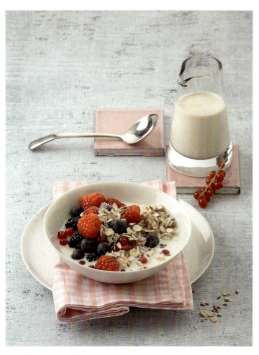

Mit diesem Beerenschmaus starten Sie bestens in den Tag.

TIPP
Die Quiche lässt sich prima vorbacken und am folgenden Mittag mit ins Büro nehmen. Dazu am besten in Frischhaltefolie oder eine Dose verpacken – und dann nach Belieben im Backofen oder in der Mikrowelle kurz erwärmen.

Zweiter Tag

Zum Frühstück
Beerenmüsli mit Cashewmilch
425 kcal, 15 g EW, 14 g F, 59 g KH

100 g gemischte Beeren (zum Beispiel Himbeeren, Heidelbeeren) | 2 EL Vollkornhaferflocken | 2 EL Dinkelflocken | 1 TL Leinsamen | 150 ml Milch (1,5 % Fett) | 2 TL Cashewmus (Reformhaus oder Bioladen) | 1 TL Akazienhonig

1 Die Beeren gründlich verlesen, kurz abbrausen und trocken tupfen. Die Hafer- und Dinkelflocken mit den Leinsamen mischen und die Beeren darauf verteilen.
2 Die Milch zusammen mit Cashewmus und Honig mit dem Stabmixer aufschäumen, über das Beerenmüsli gießen und untermischen.

Zum Mittagessen
Rosenkohl-Kartoffel-Quiche
880 kcal, 49 g EW, 29 g F, 102 g KH

200 g Kartoffeln | Salz | 150 g TK-Rosenkohl | 100 g Magerquark | 1 EL und 120 ml Milch | ½ Bund gemischte Kräuter (zum Beispiel Basilikum, Petersilie, Dill und Schnittlauch) | Pfeffer | 2 TL Olivenöl | 2 Blätter Strudelteig (etwa 50 g) | 1 Zweig Rosmarin | 2 Eier | frisch geriebene Muskatnuss

1 Die Kartoffeln gründlich schälen und in mundgerechte Stücke schneiden. In kochendem Salzwasser etwa 5 Minuten garen. Danach den Rosenkohl dazugeben und alles zusammen noch einmal weitere 10 Minuten garen, dann abgießen.
2 Für den Kräuterquark Quark mit 1 EL Milch glatt rühren. Die Kräuter waschen, trocken schütteln und fein hacken. Unter die Quarkmasse

rühren und diese mit Salz und Pfeffer würzen.
3 Den Backofen auf 180 °C vorheizen. Eine Springform von 16 cm mit ½ TL Öl einfetten. Aus den Strudelteigblättern vier Kreise von etwa 25 cm ausschneiden, einen in die Form geben, mit ½ TL Öl bestreichen und einen weiteren Teigkreis daraufgeben. Mit dem restlichem Öl und Teig so weiter verfahren. Kartoffeln und Rosenkohlröschen darauf verteilen.
4 Rosmarin abbrausen, trocken tupfen, Nadeln abzupfen und grob hacken. Mit 120 ml Milch und den Eiern verquirlen. Den Guss mit Salz, Pfeffer und frisch geriebener Muskatnuss würzen und anschließend über das Gemüse gießen. Die Quiche im heißen Ofen (Mitte, 160 °C Umluft) etwa 30 Minuten backen und dann zusammen mit dem Kräuterquark servieren.

Zum Abendessen
Fisch auf dem Spinatbett
390 kcal, 50 g EW, 15 g F, 10 g KH

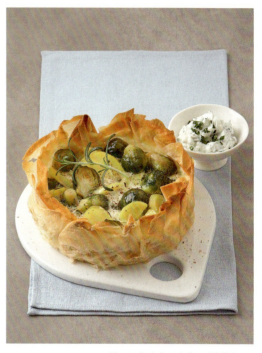

Diese Quiche sieht wirklich nicht nach Diät aus.

250 g junger Blattspinat (ersatzweise TK-Ware) | 1 Zwiebel | 1 Knoblauchzehe | 2 Zweige Thymian | 200 g Kabeljau | 1 EL Olivenöl | 2 EL Zitronensaft | 1 TL Pesto verde | Salz | Pfeffer

1 Den Spinat verlesen, waschen und grob hacken. Zwiebel und Knoblauch schälen und in Spalten schneiden beziehungsweise fein würfeln. Thymian waschen, trocken schütteln und die Blättchen von den Stielen zupfen. Den Kabeljau kalt abspülen, trocken tupfen.
2 Das Öl in einer Pfanne erhitzen, Zwiebel und Knoblauch bei mittlerer Hitze etwa 2 Minuten anbraten. Spinat und Thymian zugeben und weitere 2 Minuten dünsten. Zitronensaft und Pesto untermischen, mit Salz und Pfeffer würzen. Den Kabeljau darauflegen, ebenfalls mit Salz und Pfeffer würzen. Den Deckel auflegen und Gemüse und Fisch bei schwacher Hitze in 8 bis 10 Minuten gar dünsten.

TIPP

Den restlichen Aufstrich sollten Sie in ein heiß ausgespültes Schraubglas (300 ml) mit fest schließendem Deckel geben, sofort verschließen, abkühlen lassen und im Kühlschrank aufbewahren. So hält er sich mindestens vier Wochen, nach dem ersten Öffnen sollte er dann bald verzehrt werden.

Dritter Tag

Zum Frühstück
Blaubeer-Buttermilch und Kürbis-Maronen-Aufstrich
455 kcal, 16 g EW, 4 g F, 86 g KH

200 g Hokkaido-Kürbis (geputzt gewogen) | 150 g Maronen (vorgegart) | 50 ml Apfelsaft | 1 EL Zitronensaft | ½ TL Zimtpulver | 3 Amarettini | 100 g Heidelbeeren | 300 ml Buttermilch | 2 EL Akazienhonig | 1 Scheibe Roggenvollkornbrot

1 Für den Aufstrich Kürbis und Maronen klein schneiden. Mit Apfel- und Zitronensaft sowie Zimt in einem Topf erhitzen und zugedeckt bei schwacher Hitze in etwa 10 Minuten weich dünsten.
2 In der Zwischenzeit die Amarettini zerbröseln.
3 Die Beeren verlesen, kurz abbrausen und trocken tupfen. Mit Buttermilch und 1 EL Honig in einem hohen Mixbecher fein pürieren.
4 Kürbis-Maronen-Masse mit dem restlichen Honig ebenfalls fein pürieren. 2 EL vom Aufstrich abnehmen, gleichmäßig auf das Brot streichen, mit den Amarettini-Bröseln bestreuen. Das Brot mit dem Beeren-Drink servieren.

Zum Mittagessen
Reis-Mangold-Pfanne mit Halloumiwürfeln
960 kcal, 53 g EW, 59 g F, 52 g KH

50 g Vollkornreis | Salz | 300 g Mangold | 2 Tomaten | 1 kleine Zwiebel | 1 Stück Ingwer (etwa 2 cm) | 200 g Halloumi | 1 EL Olivenöl | 50 ml Gemüsebrühe | abgeriebene Schale von ¼ Bio-Zitrone | Pfeffer

1 Den Reis nach Packungsanweisung in kochendem Salzwasser garen. Mangold putzen, waschen und Blätter und Stiele quer in etwa 1 cm breite Streifen schneiden. Tomaten waschen, vierteln, von den Stielansätzen befreien und klein schneiden. Die Zwiebel schälen und fein würfeln. Ingwer schälen und fein reiben. Den Halloumi in Würfel schneiden.

2 Das Öl in einer Pfanne erhitzen. Zwiebel darin bei mittlerer Hitze etwa 2 Minuten anbraten. Halloumi zugeben und rundherum 4 bis 5 Minuten braten. Gemüsebrühe angießen und Mangold, Tomaten und Ingwer zugeben, alles zusammen weitere 3 bis 4 Minuten garen. Zum Schluss Reis und Zitronenschale unterheben und kurz erhitzen. Mit Pfeffer würzen und servieren.

Zum Abendessen
Lachs-Omelett mit Blattsalaten
445 kcal, 31 g EW, 33 g F, 6 g KH

100 g gemischte Blattsalate (zum Beispiel Kopfsalat, Lollo Rosso, Eichblattsalat, Feldsalat) | 1 TL scharfer Senf | 1 EL Weißweinessig | 1 EL Olivenöl | Salz | Pfeffer | 70 g Räucherlachs | 2 mittelgroße Eier | 3 EL Milch | 1 TL Butter | 2 EL Schnittlauchröllchen

1 Salat verlesen, putzen, waschen und trocken schleudern. Aus Senf, Essig, Öl, Salz und Pfeffer ein Dressing mixen.
2 Räucherlachs in Streifen schneiden. Eier mit Milch verquirlen und nach Geschmack salzen und pfeffern. Butter in einer Pfanne erhitzen, Eiermilch eingießen und gleichmäßig mit den Lachsstreifen und den Schnittlauchröllchen bestreuen. Das Omelett bei schwacher Hitze etwa 5 Minuten langsam stocken lassen, dann zusammenklappen und mit dem Salat servieren.

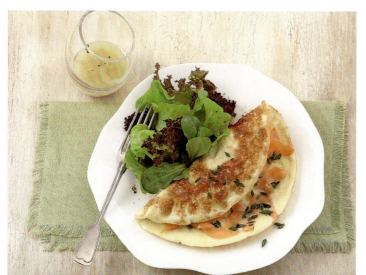

Dieses Lachs-Omelett ist ein feines Abendessen, fast ohne Kohlenhydrate.

Vierter Tag

Zum Frühstück
Avocado-Brot mit Buttermilch-Drink
470 kcal, 19 g EW, 25 g F, 38 g KH

½ Avocado | Saft und abgeriebene Schale von ½ Bio-Limette | 2 EL Magerquark | 2 EL gehacktes Basilikum | Salz | Pfeffer | 300 ml Buttermilch | 1 TL Akazienhonig | 1 Scheibe Knäckebrot

1 Die Avocado vom Stein befreien und das Fruchtfleisch aus der Schalenhälfte lösen. Mit einer Gabel zerdrücken und mit Limettensaft, Quark und Basilikum mischen. Mit Salz und Pfeffer würzen.
2 Buttermilch, Limettenschale und Honig in einem Mixbecher mit dem Stabmixer kräftig aufschäumen. Aufstrich auf das Knäckebrot streichen und mit dem Drink servieren.

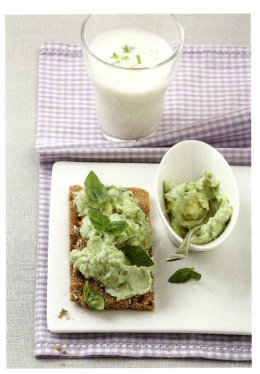

Ein besonders köstliches »grünes« Frühstück.

Zum Mittagessen
Pasta mit Walnuss-Paprika-Soße
945 kcal, 32 g EW, 43 g F, 107 g KH

125 g Nudeln (zum Beispiel Makkaroni oder Penne rigate) | Salz | 20 g Walnusskerne | 150 g gegrillte, in Öl eingelegte Paprikaschoten (aus dem Glas) | 1 kleine Zwiebel | 1 TL Olivenöl | 1 EL Kapern | 3 EL Sahne | 30 g frisch geriebener Parmesan | 1 Spritzer Zitronensaft | ½ TL Cayennepfeffer

1 Die Nudeln in einem weiten Topf in reichlich kochendem Salzwasser nach Packungsanweisung bissfest garen. Inzwischen die Walnusskerne in einer Pfanne ohne Fett rösten, bis sie duften, dann grob hacken. Die eingelegten Paprikaschoten in kleine Stücke schneiden. Die Zwiebel schälen und fein hacken.

TIPP

Wenn Ihnen die Gerichte zu knapp vorkommen und Ihren Eiweißbedarf von etwa 1,5 Gramm pro Kilo Körpergewicht nicht abdecken, können Sie auf unterschiedliche Weise aufstocken: Erhöhen Sie den Anteil von Fleisch, Fisch, Quark oder Tofu, der im Gericht vorkommt. Toppen Sie Gemüse oder Früchte mit Joghurt oder Quark, trinken Sie ein Glas Milch oder Buttermilch zur Mahlzeit dazu. Aber: Nicht zu viel des Guten! Sie wollen schließlich ein paar Pfunde loswerden.

2 Das Öl in einem Topf erhitzen, Zwiebelstückchen darin in 1 bis 2 Minuten anbraten, Paprika und Kapern zugeben und alles etwa 2 Minuten braten. Die Sahne angießen, die Hälfte des Parmesans untermischen und die Soße einmal aufkochen lassen. Nach Geschmack mit Salz, Zitronensaft und Cayennepfeffer würzen.
3 Die Nudeln in ein Sieb abgießen, mit der Soße mischen und die Walnüsse sowie den restlichen Parmesan daraufstreuen.

Zum Abendessen
Roastbeef mit Radieschen-Salat
395 kcal, 46 g EW, 22 g F, 2 g KH

1 Bund Radieschen | ½ Bund Rucola |
1 EL Weißweinessig | 1 EL Olivenöl | Salz |
Pfeffer | 8 Scheiben Roastbeef (etwa 120 g) |
20 g Parmesan

1 Radieschen putzen, waschen, in feine Scheiben hobeln. Rucola verlesen, harte Stiele entfernen, waschen und trocken schleudern.
2 Essig, Öl, Salz und Pfeffer mixen und mit Radieschenscheiben und Rucola mischen. Flächig auf einem Teller verteilen, das Roastbeef darauf anrichten. Den Parmesan grob darüberhobeln.

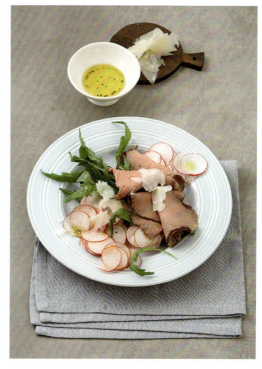

So sieht gesunder Essensgenuss aus!

MUNTERMACHER

Kaffee – so haben die Wissenschaftler inzwischen herausgefunden – ist besser für die Gesundheit, als wir lange Zeit glaubten. Bringen Sie sich daher ruhig ab und an mit einer guten Tasse vor dem Training in Schwung.

Fünfter Tag

Zum Frühstück
Zitrus-Flocken-Müsli
470 kcal, 15 g EW, 6 g F, 79 g KH

1 Orange | 1 kleine Grapefruit | 3 EL Vollkornhaferflocken | 1 EL Rosinen | 1 EL Weizenkeime | 150 g Kefir | 1 TL Akazienhonig

1 Die Orange und die Grapefruit mit einem Messer so schälen, dass die weiße Haut vollständig mit entfernt wird. Nun auch die Fruchtfilets zwischen den Trennhäuten herausschneiden, dabei den herauslaufenden Saft auffangen.
2 Flocken mit Rosinen und Weizenkeimen mischen. Die Fruchtfilets und den Saft untermischen und den Kefir darübergeben. Das Müsli mit dem Honig beträufeln und servieren.

Zum Mittagessen
Süßkartoffel-Brokkoli-Curry mit Tofu
580 kcal, 31 g EW, 26 g F, 54 g KH

150 g Tofu | 2 EL Sojasoße | 200 g Süßkartoffeln | 150 g Brokkoli | 1 Frühlingszwiebel | 1 EL Rapsöl | 50 ml Gemüsebrühe | 100 ml Kokosmilch | 1 TL Currypulver | Salz | Pfeffer

1 Tofu in Würfel schneiden und in der Sojasoße bis zur Verwendung marinieren. Die Süßkartoffeln schälen und in kleine Würfel schneiden. Brokkoli waschen, putzen und in Röschen zerteilen. Frühlingszwiebel putzen, waschen und in dünne Ringe schneiden.
2 Das Öl in einer Pfanne erhitzen. Abgetropften Tofu darin rundherum 4 bis 5 Minuten knusprig anbraten. Frühlingszwiebel, Süßkartoffel und Brokkoli zugeben und etwa 3 Minuten braten.
3 Gemüsebrühe und Kokosmilch angießen und das Currypulver hinzugeben. Mit Salz und Pfeffer nach Geschmack würzen und das Gemüse in dieser Soße zugedeckt bei mittlerer Hitze in etwa 15 Minuten weich garen. Zwischendurch vorsichtig umrühren.

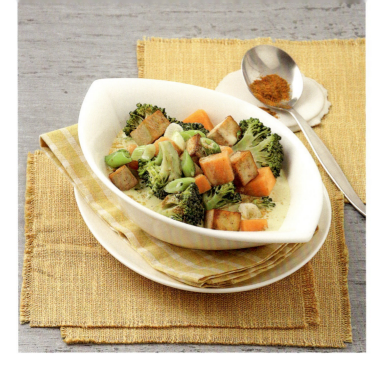

Exotisch raffiniert – das Süßkartoffel-Brokkoli-Curry.

Zum Abendessen
Käse-Kraut-Salat mit Tatarküchlein
760 kcal, 55 g EW, 56 g F, 10 g KH

350 g Spitzkohl | Salz | 50 g Bergkäse | 1 Schalotte | 100 g Tatar | ½ TL rosenscharfes Paprikapulver | 1 Eigelb | Pfeffer | 2 EL Weißweinessig | 3 EL Sonnenblumenöl | 1 TL Kreuzkümmelsamen (ersatzweise Kümmelsamen)

1 Den Spitzkohl putzen, vom Strunk befreien und in dünne Streifen schneiden. In einer Schüssel mit 1 TL Salz bestreuen und gut durchmischen. Den Bergkäse ebenfalls in dünne Streifen schneiden.
2 Die Schalotte schälen und fein reiben. Mit Tatar, Paprikapulver und Eigelb mischen und mit Salz und Pfeffer würzen.
3 Eventuell das vom Salz gezogene Wasser beim Kohl abgießen, Käse zum Kohl geben und mit Essig, 2 EL Sonnenblumenöl, Kreuzkümmel und Pfeffer mischen.
4 Restliches Öl in einer Pfanne erhitzen, die Tatarmasse in 4 Portionen teilen und als Küchlein bei mittlerer Hitze von jeder Seite etwa 4 bis 5 Minuten braten. Die Tatarküchlein mit dem Salat servieren.

Sechster Tag

Zum Frühstück
Tomaten-Rucola-Frischkäse-Brote
460 kcal, 18 g EW, 31 g F, 29 g KH

1 Tomate | ½ Bund Rucola | 75 g Ziegenfrischkäse | 20 g frisch geriebener Ziegengouda | Salz | Pfeffer | 2 Scheiben Pumpernickel

1 Die Tomate waschen, vierteln, vom Stielansatz befreien und in kleine Stücke schneiden. Rucola verlesen, die harten Stiele entfernen, die Blätter waschen, trocken schleudern und grob zerschneiden.
2 Ziegenfrischkäse mit dem Gouda glatt rühren. Tomate und Rucola untermischen und den Aufstrich mit Salz und Pfeffer würzen. Den Frischkäse gleichmäßig auf die beiden Pumpernickelscheiben streichen und servieren.

Zum Mittagessen
Soja-Linsen-Eintopf
535 kcal, 37 g EW, 17 g F, 56 g KH

60 g grobe Sojaschnetzel | 1 EL Weißweinessig | 300 ml Gemüsebrühe | 1 Zwiebel | 2 Möhren | 100 g Knollensellerie | 1 EL Olivenöl | 1 Dose Linsen (265 g) | 3 EL gehackte TK-Petersilie | Salz | Pfeffer | 1 Scheibe Landbrot

1 Die Sojaschnetzel mit dem Weißweinessig und 150 ml heißer Brühe übergießen und etwa 15 Minuten quellen lassen. Derweil die Zwiebel schälen und fein würfeln. Möhren und Sellerie schälen und alles in kleine Stücke schneiden.
2 Das Öl in einem Topf erhitzen. Die Zwiebel darin etwa 2 Minuten anbraten, Sojaschnetzel gut ausdrücken, zugeben und bei mittlerer Hitze etwa 3 Minuten braten. Möhren, Sellerie und Linsen zugeben, weitere 2 Minuten braten und mit der restlichen Gemüsebrühe angießen. Den Eintopf mit Petersilie, Salz und Pfeffer würzen und zugedeckt bei schwacher Hitze etwa 10 Minuten köcheln lassen. Mit dem Brot servieren.

VIEL GEMÜSE
Antiinflammatorische Kost (siehe ab Seite 34) sind vielleicht die wenigsten gewohnt. Doch wie diese 14 Rezepttage zeigen, ist es sättigend und lecker, so zu essen.

Zum Abendessen
Zucchinisalat mit Forellenmousse
715 kcal, 44 g EW, 55 g F, 11 g KH

150 g Zucchini | 2 Frühlingszwiebeln | 2 geräucherte Forellenfilets (etwa 125 g) | 100 g Frischkäse | 1 EL Crème fraîche | Salz | Pfeffer | 1 EL geriebener Meerrettich (aus dem Glas) | 2 EL Weißweinessig | 2 EL Olivenöl | 1 Spritzer Zitronensaft

1 Die Zucchini waschen, putzen, quer halbieren und längs in dünne Scheiben hobeln. Die Frühlingszwiebeln putzen, waschen und in dünne Ringe schneiden.
2 Die Forellenfilets grob zerteilen und mit Frischkäse und Crème fraîche in einem Mixbecher fein pürieren. Die Frühlingszwiebeln untermischen, mit Salz und Pfeffer würzen.
3 Für das Dressing Meerrettich mit Essig, Öl und Zitronensaft verquirlen, salzen und pfeffern. Zucchinischeiben untermischen und auf einem Teller anrichten, die Mousse als Kleckse daraufgeben.

TIPP
Für das schnelle Abendessen lässt sich die Forellenmousse auch schlicht durch zwei geräucherte Forellenfilets ersetzen, die Sie mit den Zucchini anrichten. Um auf die gewünschte Eiweißmenge zu kommen, sollten Sie ein Glas (300 ml) Buttermilch dazu trinken.

Fisch mit vielen guten Fetten – der Zucchinisalat mit Forellenmousse.

Siebter Tag

TIPP
Mit einem Glas Buttermilch oder Milch (300 ml) zum Müsli lässt sich die Eiweißportion sehr leicht aufstocken.

Zum Frühstück
Preiselbeer-Walnuss-Müsli
415 kcal, 13 g EW, 17 g F, 52 g KH

1 Apfel | 1 TL Sesamsamen | 2 EL gehackte Walnusskerne | 3 EL Vollkornhaferflocken | 150 g Joghurt (3,5 % Fett) | 1 EL Preiselbeermarmelade

1 Den Apfel waschen, vom Kernhaus befreien und grob raspeln. Die Sesamsamen und die Walnüsse in einer Pfanne ohne Fett rösten, bis sie köstlich duften.
2 Apfelraspel mit Flocken, Sesam und Walnüssen unter den Joghurt mischen. Das Müsli mit der Marmelade beträufelt servieren.

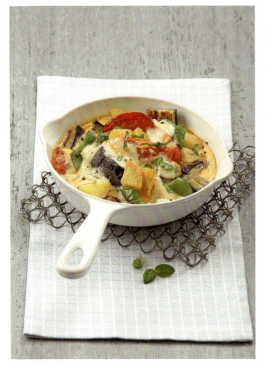

Gesundes Gemüse in einer äußerst köstlichen Form.

Zum Mittagessen
Auberginen-Gemüse mit Kartoffeln und Ei
825 kcal, 43 g EW, 57 g F, 34 g KH

1 kleine Zwiebel | 200 g Aubergine | ½ Paprikaschote | 2 Tomaten | 150 g Kartoffeln | 2 EL Olivenöl | 125 g Mozzarella | ½ Bund Basilikum | Salz | Pfeffer | 2 Eier

1 Die Zwiebel schälen und in dünne Spalten schneiden. Aubergine, Paprika und Tomaten waschen, putzen und in mundgerechte Würfel schneiden. Kartoffeln schälen und ebenfalls grob würfeln.
2 Den Backofen auf 180 °C vorheizen. Das Olivenöl in einer ofenfesten Pfanne erhitzen, die Zwiebel darin anbraten, Kartoffeln zugeben und bei mittlerer Hitze etwa 4 Minuten braten. Das übrige Gemüse zugeben und alles bei schwacher Hitze 3 bis 4 Minuten garen.

3 Mozzarella in Scheiben schneiden. Das Basilikum waschen, Blättchen abzupfen und trocken tupfen, anschließend grob gehackt unter das Gemüse geben, mit Salz und Pfeffer würzen. Die Eier gleichmäßig über das Gemüse schlagen und den Mozzarella darauf verteilen. Die Gemüsepfanne nun im heißen Ofen (Mitte, Umluft 160 °C) etwa 20 Minuten überbacken.

Zum Abendessen
Gemüse-Ingwer-Topf mit Käsenocken
550 kcal, 31 g EW, 38 g F, 21 g KH

100 g Quark (20 % Fett) | 4 EL frisch geriebener Parmesan | 1 kleines Ei | ½ TL Currypulver | Salz | Pfeffer | 1 EL Vollkornmehl | 1 Knoblauchzehe | 1 Stück Ingwer (etwa 2 cm) | ½ Paprikaschote | 100 g Weißkohl | 5 Cocktailtomaten | 1 TL Olivenöl | 300 ml Gemüsebrühe | 1 TL Pesto verde

1 Für die Nocken den Quark mit Parmesan, Ei, Curry, Salz und Pfeffer verrühren und das Mehl vorsichtig untermischen. In einem Topf ausreichend Salzwasser aufkochen. Mit einem Teelöffel kleine Nocken von der Quarkmasse abstechen, ins kochende Wasser gleiten lassen und in 4 bis 5 Minuten garen.
2 Knoblauch und Ingwer schälen und fein hacken beziehungsweise reiben. Paprika und Weißkohl putzen, waschen und beides in Rauten schneiden. Die Tomaten waschen und halbieren.
3 Das Olivenöl in einem Topf erhitzen, den vorbereiteten Knoblauch darin kurz anbraten. Ingwer und Gemüse zugeben und bei mittlerer Hitze etwa 3 Minuten braten. Die Brühe angießen, den Eintopf mit Salz und Pfeffer würzen und bei mittlerer Hitze etwa 10 Minuten garen. Zum Schluss die Nocken in den Eintopf geben und alles mit Pesto beträufelt servieren.

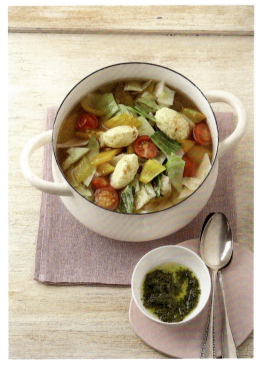

Die Käsenocken geben diesem Eintopf das gewisse Etwas.

Achter Tag

Zum Frühstück
Pfirsich-Mandel-Shake
445 kcal, 18 g EW, 20 g F, 48 g KH

2 reife Pfirsiche | 400 ml Kefir | 1 EL Mandelmus (Reformhaus oder Bioladen) | 1 EL Agavendicksaft

1 Die Pfirsiche waschen, vorsichtig abtrocknen, halbieren, entsteinen und in grobe Würfel schneiden. Mit Kefir, Mandelmus und Agavendicksaft in einen Mixbecher geben und mit dem Stabmixer fein pürieren. Möglichst sofort genießen.

Zum Mittagessen
Weizen-Bohnen-Salat mit Thunfisch
770 kcal, 68 g EW, 24 g F, 72 g KH

50 g vorgegarter Hartweizen | Salz | 1 Frühlingszwiebel | 1 Handvoll Rucola | 100 g weiße Riesenbohnen (aus der Dose) | 1 Dose Thunfisch im eigenen Saft (140 g Abtropfgewicht) | 1 EL Zitronensaft | 2 EL Olivenöl | Pfeffer

1 Den Weizen nach Packungsanweisung in kochendem Salzwasser garen. Inzwischen die Frühlingszwiebel waschen, putzen und in dünne Ringe schneiden. Den Rucola verlesen, die harten Stiele entfernen, die Blätter waschen und trocken schleudern.
2 Die Riesenbohnen in ein Sieb geben, abbrausen und gut abtropfen lassen. Den Thunfisch ebenfalls abtropfen lassen und mit einer Gabel grob zerpflücken.
3 Den Weizen in ein Sieb abgießen und abtropfen lassen. In einer Schüssel den Zitronensaft und das Olivenöl miteinander verrühren. Das Dressing salzen und pfeffern.
4 Alle vorbereiteten Zutaten in die Schüssel geben und gut mit dem Dressing vermischen. Den Salat vorm Servieren nochmals mit Salz und Pfeffer abschmecken.

TIPP
Um den Salat mit ins Büro zu nehmen, sollten Sie ihn schon am Abend vorher zubereiten. Dann allerdings den Rucola separat in einer Dose verpacken und erst kurz vor dem Servieren unterheben. Den Salat sollten Sie am besten in einer Plastikschüssel mit dicht schließendem Deckel mitnehmen.

Zum Abendessen
Gefüllte Champignons
230 kcal, 26 g EW, 3 g F, 19 g KH

25 g Sojaschnetzel, getrocknet | 50 ml heiße Gemüsebrühe | 200 g Champignons | 1 Knoblauchzehe | ½ TL Fenchelsamen | ¼ TL Chiliflocken | 1 EL Tomatenmark | Salz | Pfeffer | 1 Dose stückige Tomaten (400 g) | je ½ TL getrockneter Oregano und Thymian

1 Die Sojaschnetzel mit der heißen Gemüsebrühe übergießen und etwa 15 Minuten quellen lassen. Den Backofen auf 200 °C vorheizen.
2 Die Champignons trocken abreiben und die Schnittstellen der Stiele wegschneiden. Dann die Stiele aus den Pilzköpfen herausdrehen und fein würfeln. Knoblauch schälen und fein hacken.
3 Die Sojaschnetzel aus der Brühe nehmen, gut ausdrücken und in einer Schüssel mit den gewürfelten Champignonstielen, Knoblauch, Fenchel, Chiliflocken und dem Tomatenmark vermischen. Die Masse mit Salz und Pfeffer abschmecken. Die Champignonköpfe mit der Soja-Gemüse-Masse füllen.
4 Die Tomaten in eine große feuerfeste Form geben, mit den Kräutern verrühren, mit Salz und Pfeffer würzen. Die Champignons mit der Füllung nach oben in die Soße setzen und im heißen Backofen (Mitte, Umluft 180 °C) etwa 20 Minuten backen.

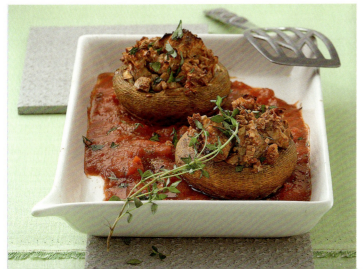

Wer bei diesen gefüllten Champignons an Diät denkt, der hat sie nicht gekostet.

Neunter Tag

TIPP
Wer seine Eiweißportion aufstocken will, kann auch heute wieder ein Glas Buttermilch zum Obstsalat trinken oder diesen mit 150 g Quark oder Joghurt toppen.

Zum Frühstück
Obstsalat mit Karamell-Kernen
430 kcal, 13 g EW, 21 g F, 45 g KH

1 kleine Birne | 1 Orange | 1 TL Zitronensaft | 2 EL Orangensaft | 1 TL Akazienhonig | 1 TL Rohrohrzucker | 1 EL Kürbiskerne | 1 EL Sonnenblumenkerne

1 Die Birne waschen, vierteln und ohne Kerngehäuse in dünne Scheiben schneiden. Die Orange schälen, in Segmente teilen und diese wiederum in Stücke schneiden.

2 Das Obst in einer Schüssel mit dem Zitronen- und dem Orangensaft sowie dem Honig mischen.

3 In einer kleinen Pfanne den Rohrzucker bei mittlerer Hitze langsam schmelzen lassen. Die Kürbis- und Sonnenblumenkerne dazugeben und immer wieder wenden, bis der Zucker karamellisiert. Die Kerne anschließend auf einem Teller kurz auskühlen lassen, danach über das Obst streuen und servieren.

Ideal auch für unterwegs, diese reichhaltigen Sandwiches.

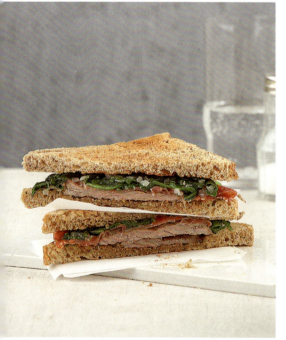

Zum Mittagessen
Saltimbocca-Sandwich
765 kcal, 59 g EW, 30 g F, 65 g KH

6 Blätter Salbei | 1 EL weiche Butter | Salz | 1 kleine Zwiebel | 2 TL Olivenöl | 200 g TK-Blattspinat | Pfeffer | 1 dünnes Kalbsschnitzel (etwa 150 g) | 4 Scheiben Vollkorn-Sandwichbrot | 2 dünne Scheiben Parmaschinken

1 Die Salbeiblätter waschen und in feine Streifen schneiden. In der weichen Butter anschließend mit einer Gabel zerdrücken, dabei gründlich mit etwas Salz vermischen.

2 Die Zwiebel schälen und fein würfeln. 1 TL Olivenöl in einem kleinen Topf erhitzen und die Zwiebel darin glasig dünsten. Dann den Spinat dazugeben und bei mittlerer Hitze zugedeckt in etwa 7 Minuten auftauen und erhitzen. Das Ganze mit Salz und Pfeffer nach Geschmack würzen und beiseitestellen.
3 Das Kalbsschnitzel quer halbieren. Das restliche Öl in einer kleinen Pfanne erhitzen und das Fleisch darin von jeder Seite etwa 1 Minute scharf anbraten. Salzen und pfeffern.
4 Inzwischen die Sandwichbrot-Scheiben im Toaster goldbraun rösten. 2 Scheiben mit der vorbereiteten Salbeibutter bestreichen. Auf den unbestrichenen Scheiben den Spinat gleichmäßig verteilen, je 1 Schnitzel und 1 dünne Scheibe Parmaschinken darauflegen. Die gebutterten Brotscheiben mit der bestrichenen Seite nach unten auflegen und leicht andrücken.

TIPP
Die Sandwiches schmecken auch kalt als Büro-Snack. Die Brote straff in Frischhaltefolie wickeln und in einer Dose mitnehmen. Sie sollten Sie aber erst am Tag des Verzehrs zubereiten, sonst weichen sie zu sehr durch.

Zum Abendessen
Räucherlachs-Gurken-Carpaccio
485 kcal, 42 g EW, 30 g F, 11 g KH

250 g Salatgurke | 125 g Räucherlachs in Scheiben | 2 Frühlingszwiebeln | 150 g Dickmilch (3,5 % Fett) | 2 EL gehackter TK-Dill | Salz | Pfeffer

1 Die Gurke putzen, schälen und in dünne Scheiben hobeln. Den Lachs in mundgerechte Stücke zupfen, am besten geht das mit zwei Gabeln. Die Frühlingszwiebeln waschen, putzen und in feine Ringe schneiden.
2 Die gehobelten Gurkenscheiben auf einem Teller dachziegelartig auslegen. Die Lachsstücke darauf anrichten und die Frühlingszwiebeln daraufstreuen.
3 Die Dickmilch mit dem Dill verrühren, nach Geschmack mit Salz und Pfeffer würzen und auf das Carpaccio träufeln.

Dieses Carpaccio ist nicht nur an heißen Tagen lecker.

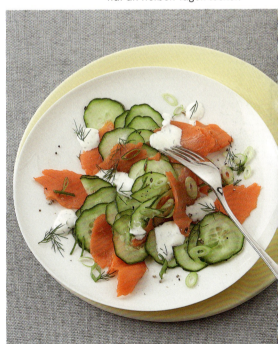

Zehnter Tag

Zum Frühstück
Apfelmus-Quark-Brot
290 kcal, 19 g EW, 5 g F, 40 g KH

2 Scheiben Pumpernickel | 100 g Quark (20 % Fett) | 40 g Apfelmus (am besten selbst gemacht, es eignet sich aber natürlich auch Apfelmus aus dem Glas) | Zimtpulver

1 Die Brotscheiben dick mit dem Quark bestreichen.
2 Das Apfelmus gleichmäßig darauf verteilen und die Brote mit etwas Zimt bestäubt genießen.

Zum Mittagessen
Marinierter Romadur
550 kcal, 34 g EW, 31 g F, 33 g KH

100 g Romadur (9 % Fett; ersatzweise Emmentaler in Scheiben) | 1 Schalotte | 200 g Radieschen | 1 TL Akazienhonig | 1 EL Aceto balsamico | 2 EL Olivenöl | Salz | Pfeffer | 1 EL Schnittlauchröllchen | 1 Vollkornbrötchen

Klein, aber oho! Mariniert schmeckt der Romadur besonders köstlich.

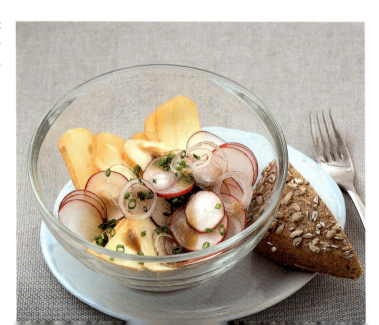

1 Den Romadur quer in etwa ½ cm dicke Scheiben schneiden (Emmentalerscheiben sollten Sie quer dritteln). Den Käse dachziegelartig in eine Schüssel legen.
2 Die Schalotte schälen und in dünne Ringe schneiden. Die Radieschen waschen, putzen und in feine Scheiben schneiden. Schalotte und Radieschen auf dem Käse verteilen.
3 Honig, Aceto balsamico und Öl gut miteinander verquirlen. Die Marinade mit Salz und Pfeffer abschmecken und gleichmäßig auf den Käse und das Gemüse träufeln. Den Käse anschließend etwa 10 Minuten durchziehen lassen, dann alles mit Schnittlauch bestreuen und mit dem Brötchen genießen.

TIPP
Der marinierte Käse ist eine ideale Büro-Mahlzeit und kann dafür schon am Morgen zubereitet werden. Der Käse schmeckt sogar noch besser, wenn er länger durchziehen kann. Sie sollten die Schüssel mit dem passenden Deckel luftdicht verschließen und im Kühlschrank aufbewahren.

Zum Abendessen
Sellerie-Lauch-Eintopf mit Kabeljau
500 kcal, 45 g EW, 29 g F, 16 g KH

1 Knolle Sellerie | 1 dünne Stange Lauch (etwa 200 g) | 1 EL Rapsöl | 400 ml Gemüsebrühe | 200 g Kabeljau | 50 g Sahne | etwa 1 TL geriebener Meerrettich (Fertigprodukt aus dem Glas) | Salz | Pfeffer

1 Den Sellerie putzen, schälen und etwa 1 cm groß würfeln. Den Lauch putzen, längs aufschneiden, gründlich waschen und quer in schmale Streifen schneiden.
2 Das Öl in einem Topf erhitzen. Sellerie und Lauch dazugeben und etwa 5 Minuten bei mittlerer Hitze andünsten. Die Gemüsebrühe angießen. Aufkochen lassen und dann zugedeckt bei schwacher bis mittlerer Hitze etwa 3 Minuten köcheln lassen.
3 Inzwischen den Kabeljau kalt abspülen, trocken tupfen und in 2 cm große Würfel schneiden. Mit Sahne und Meerrettich zur Suppe geben und im heißen Eintopf anschließend noch etwa 7 Minuten sieden, aber nicht kochen lassen, bis der Fisch gar ist. Mit Salz und Pfeffer nach Geschmack würzen und servieren.

Elfter Tag

Zum Frühstück
Kokos-Hüttenkäse mit Erdbeerpüree
365 kcal, 26 g EW, 18 g F, 24 g KH

200 g Hüttenkäse | 2 EL Kokosflocken | 2 TL Agavendicksaft | 200 g Erdbeeren (ersatzweise aufgetaute TK-Himbeeren)

1 Den Hüttenkäse mit den Kokosflocken und 1 TL Agavendicksaft gründlich verrühren. Als kleine Nocken mit einem Esslöffel in einen etwas tieferen Teller setzen.
2 Die Erdbeeren waschen, putzen und mit dem restlichen Agavendicksaft in einem Mixbecher fein pürieren. Sollten Sie TK-Himbeeren verwenden, pürieren Sie diese.
3 Das Püree um die Nocken herum gießen und servieren.

TIPP
Das Sandwich lässt sich in Alu- oder Frischhaltefolie gewickelt und in einer Dose verpackt mit ins Büro nehmen – dort nach Belieben im Backofen oder in der Mikrowelle kurz erwärmen.

Zum Mittagessen
Kürbis-Mozzarella-Sandwich
765 kcal, 30 g EW, 40 g F, 70 g KH

150 g Hokkaido-Kürbis (geputzt gewogen, ersatzweise 100 g Austernpilze) | 1 EL Olivenöl | Salz | Pfeffer | 125 g Büffelmozzarella | 5 Blätter Basilikum | 150 g Vollkornbaguette

1 Das Kürbisstück in etwa ½ cm dicke Spalten schneiden. Die Austernpilze, sollten Sie welche verwenden, in Streifen schneiden, dann wie Kürbis weiterverarbeiten.
2 Das Olivenöl in einer Pfanne erhitzen und die Kürbisspalten darin bei mittlerer Hitze etwa 10 Minuten rundum anbraten, nach Geschmack salzen und pfeffern.
3 Den Mozzarella abtropfen lassen und in Scheiben schneiden. Das Basilikum waschen und trocken tupfen.
4 Das Baguette nach Belieben kurz auftoasten und wie ein Brötchen aufschneiden. Die Kürbisspalten, den Mozzarella und die Basilikumblätter zwischen die Hälften legen.

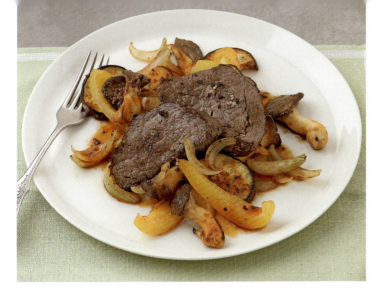

Dieses Orientalische Gemüse bringt eine besondere Abwechslung in den Speiseplan.

Zum Abendessen
Orientalisches Ofengemüse mit Rinderfilet
500 kcal, 55 g EW, 25 g F, 12 g KH

200 g Kräuterseitlinge oder Egerlinge | 1 kleine Aubergine | 1 gelbe Paprikaschote | 1 Zwiebel | 1 TL Harissa | 2 EL Olivenöl | Salz | Pfeffer | 200 g Rinderfilet | ¼ TL Koriandersamen

1 Den Backofen auf 220 °C vorheizen. Dann das Gemüse vorbereiten: Die Pilze trocken abreiben, putzen, in Stücke schneiden. Die Aubergine waschen, putzen, längs halbieren, quer in etwa 1 cm dicke Scheiben schneiden. Die Paprika waschen, halbieren, ohne Kerngehäuse und die weißen Trennwände in 2 cm große Stücke schneiden. Die Zwiebel schälen und achteln.
2 Gemüse in einer Schüssel mit Harissa und 1 EL Öl mischen, salzen und pfeffern. In einer ofenfesten Form verteilen und im Ofen (Mitte, Umluft 200 °C) 15 bis 20 Minuten grillen.
3 Derweil das Rinderfilet mit Küchenpapier trocken tupfen. Die Koriandersamen in einem Mörser grob zerstoßen. Das restliche Olivenöl in einer Pfanne erhitzen und das Filet darin bei starker Hitze von jeder Seite etwa 6 Minuten braten. Mit Salz, Pfeffer und Koriander würzen, aus der Pfanne nehmen und in Alufolie gewickelt nachziehen lassen, bis das Gemüse fertig ist. Fleisch und Gemüse auf einem Teller anrichten und servieren.

Zwölfter Tag

Zum Frühstück
Rettich-Hüttenkäse auf Vollkornbrot
390 kcal, 29 g EW, 7 g F, 53 g KH

100 g weißer Rettich (ersatzweise Radieschen) | 100 g Hüttenkäse | ¼ TL Kümmelsamen | ¼ TL edelsüßes Paprikapulver | Salz | Pfeffer | 2 Scheiben Vollkornbrot | 1/4 l Buttermilch

1 Rettich schälen und grob raspeln. Mit Hüttenkäse, Kümmel und Paprikapulver mischen und mit Salz und Pfeffer würzen.
2 Den Aufstrich dick auf die beiden Scheiben Vollkornbrot streichen – und schon können Sie servieren. Die Buttermilch wird einfach als Getränk dazu genossen.

Zum Mittagessen
Mangold-Ziegenkäse-Pfannkuchen

Raffiniert, aber nicht kompliziert – diese Pfannkuchen sind kinderleicht zuzubereiten.

795 kcal, 28 g EW, 57 g F, 43 g KH

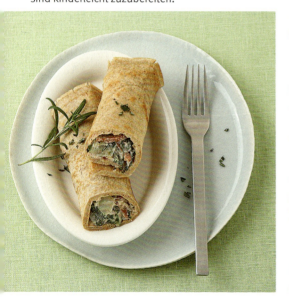

50 g Dinkelvollkornmehl | 1 kleines Ei | 100 ml Mineralwasser | Salz | 200 g Mangold | 1 Zwiebel | 5 getrocknete, in Öl eingelegte Tomaten | 1 EL Olivenöl | 100 g Ziegenfrischkäse | Pfeffer | ¼ TL gehackter Rosmarin (frisch oder getrocknet) | 2 EL Rapsöl

1 Dinkelvollkornmehl, Ei, Mineralwasser und ¼ TL Salz zu einem glatten, dünnflüssigen Teig verrühren und anschließend ungefähr 10 Minuten quellen lassen.
2 Inzwischen den Mangold putzen, gründlich waschen und quer in etwa 1 cm breite Streifen schneiden. Die Zwiebel schälen und fein würfeln. Die getrockneten Tomaten abtropfen lassen, in feine Streifen schneiden.

3 Das Olivenöl in einem Topf erhitzen. Die Zwiebel darin glasig dünsten, den Mangold dazugeben und etwa 5 Minuten bei mittlerer Hitze anbraten, bis alle Flüssigkeit verdampft ist. Die Tomaten und den Ziegenfrischkäse unterheben und das Gemüse mit Salz, Pfeffer und Rosmarin abschmecken.

4 1 EL Rapsöl in einer beschichteten Pfanne erhitzen. Die Hälfte des Teiges hineingießen und durch Schwenken gleichmäßig am Pfannenboden verteilen. Den Pfannkuchen bei mittlerer Hitze pro Seite etwa 2 Minuten braten. Dann aus der Pfanne nehmen und warm stellen. Auf die gleiche Art und Weise einen zweiten Pfannkuchen backen. Je die Hälfte des Mangoldgemüses auf einen Pfannkuchen verteilen. Diese aufrollen und servieren.

Zum Abendessen
Gegrillter Tofu aus der Folie
585 kcal, 33 g EW, 47 g F, 9 g KH

1 Fenchelknolle | 1 kleine rote Zwiebel | 1 Knoblauchzehe | 3 EL Olivenöl | 1 TL Kräuter der Provence | Salz | Pfeffer | 200 g Tofu

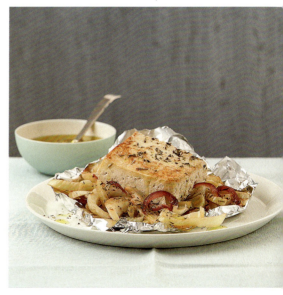

Tofu in einer Art, die sicher auch Skeptikern schmeckt.

1 Den Backofen auf 220 °C vorheizen. Den Fenchel waschen, längs halbieren und den Strunk herausschneiden. Fenchel quer in Streifen schneiden. Zwiebel schälen, halbieren und in dünne Spalten schneiden. Knoblauch schälen und in dünne Scheiben schneiden.

2 Das Öl mit den Kräutern verrühren, kräftig salzen und pfeffern. Zwei Stücke Alufolie à 30 x 40 cm mit der glänzenden Seite nach oben versetzt übereinanderlegen. Den Tofu in die Mitte geben, mit etwas Kräuteröl einpinseln. Fenchel, Zwiebel und Knoblauch darauf verteilen und mit dem restlichen Öl beträufeln. Die Alufolie über dem Tofu und dem Gemüse fest zu einem Päckchen verschließen. Auf ein Backblech legen und im Ofen (Mitte, Umluft 200 °C) etwa 25 Minuten grillen.

Dreizehnter Tag

Zum Frühstück
Tomaten-Paprika-Brötchen mit Kräuter-Rührei
570 kcal, 26 g EW, 38 g F, 32 g KH

2 getrocknete, in Öl eingelegte Tomaten | 50 g gegrillte, in Öl eingelegte Paprikaschoten (aus dem Glas) | 50 g Frischkäse | Salz | Pfeffer | 2 mittelgroße Eier | 4 EL Milch | 4 Stängel Petersilie | 1 TL Rapsöl | 1 Vollkornbrötchen

1 Die getrockneten Tomaten und die Paprikaschoten abtropfen lassen und anschließend fein würfeln. Mit dem Frischkäse verrühren, nach Geschmack salzen und pfeffern.
2 Die Eier mit der Milch verquirlen. Die Petersilie waschen, trocken schütteln, grob hacken. Unter die Eier rühren und mit Salz und Pfeffer würzen. Öl in einer Pfanne erhitzen. Eimasse hineingießen und unter Rühren braten, bis sie vollständig gestockt sind.
3 Das Brötchen halbieren. Die Hälften mit dem Frischkäse bestreichen und je eine Hälfte des Rühreis darauf geben.

Zum Mittagessen
Rote-Bete-Suppe mit Feta-Walnuss-Crostini
560 kcal, 21 g EW, 30 g F, 52 g KH

1 Rote Bete (etwa 300 g) | 1 kleine Zwiebel | 1 Knoblauchzehe | 1 EL Olivenöl | 400 ml Gemüsebrühe | Salz | Pfeffer | ½ TL getrockneter Rosmarin | 1 EL Aceto balsamico | 50 g Vollkornbaguette | 50 g Schafskäse (Feta) | 1 EL Walnusskerne

1 Rote Bete schälen und grob würfeln. Zwiebel und Knoblauch schälen und würfeln. Öl in einem Topf erhitzen und das Gemüse darin etwa 5 Minu-

---

GU-ERFOLGSTIPP
BEWUSST INS NEUE LEBENSGEFÜHL

Seit fast zwei Wochen leben Sie nun mit HIT. Und sicher spüren Sie schon erste Veränderungen. Dadurch fällt es viel leichter, dranzubleiben. Motivieren Sie sich immer wieder, indem Sie sich Ihre Erfolge und Ihre neue Lebensweise vor Augen halten. Kleben Sie sich beispielsweise kleine Zettel mit Botschaften an den Kühlschrank oder die Wohnungstür: »Ich esse mich schlank!« Oder: »Ich lebe *high intensity!*«

ten andünsten. Brühe angießen, aufkochen lassen und bei schwacher Hitze zugedeckt etwa 10 Minuten köcheln lassen. Anschließend fein pürieren und kräftig mit Salz, Pfeffer, getrocknetem Rosmarin und Aceto balsamico würzen.
2 Den Backofengrill vorheizen. Das Baguette aufschneiden. Den Feta mit einer Gabel zerdrücken. Nüsse grob hacken, unter den Käse mischen. Fetacreme auf die Brothälften streichen und diese im Backofen (oben) 5 bis 7 Minuten überbacken. Zur Suppe servieren.

Zum Abendessen
Seelachsfilet mit Mandel-Zwiebel-Kruste
770 kcal, 58 g EW, 53 g F, 14 g KH

1 kleine Zwiebel | 2 EL Rapsöl | ½ Bund Petersilie | 50 g gemahlene Mandeln | 1 EL mittelscharfer Senf | Salz | Pfeffer | 200 g Seelachsfilet | 200 g TK-Rosenkohl | 75 ml Gemüsebrühe | 1 TL Schmand | ¼ TL Kümmelsamen

1 Backofen auf 200 °C vorheizen. Zwiebel schälen und fein würfeln. 1 TL Öl in einer Pfanne erhitzen und die Zwiebel darin glasig dünsten. Anschließend in eine Schüssel geben. Petersilie waschen, trocken schütteln, Blättchen grob hacken. Mit Mandeln, Senf und der Zwiebel vermischen, gut salzen und pfeffern.
2 Fischfilet kalt abspülen, trocken tupfen. Eine feuerfeste Form (etwa 15 x 20 cm) mit 1 TL Öl fetten und den Fisch hineinlegen. Salzen und pfeffern. Nun die Mandel-Zwiebel-Masse darauf verteilen und alles im Ofen (Mitte, Umluft 180 °C) etwa 15 Minuten backen.
3 Inzwischen das restliche Öl in einem Topf erhitzen. Den Rosenkohl dazugeben und etwa 3 Minuten andünsten. Brühe angießen, aufkochen lassen und den Kohl bei mittlerer Hitze zugedeckt etwa 10 Minuten garen, fein pürieren. Schmand unterrühren, mit Salz, Pfeffer und Kümmel würzen. Püree zum Fisch servieren.

Noch einmal gibt es gesunden Fisch – diesmal in einer schmackhaften Kruste und überbacken.

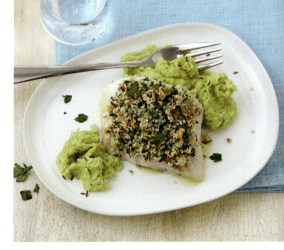

Vierzehnter Tag

Zum Frühstück
Rote Beerengrütze mit Vanille-Mohn-Quark
430 kcal, 33 g EW, 6 g F, 58 g KH

200 g gemischte TK-Beeren | 2 TL Rohrohrzucker | 1 TL Vanillepuddingpulver | 200 g Magerquark | 100 g Vanillejoghurt | 1 TL Mohnsamen

1 Die gemischten Beeren gefroren in einem kleinen Topf bei starker Hitze auftauen und kurz aufkochen lassen.
2 Zucker mit Puddingpulver und 2 EL Wasser glatt rühren, zu den Beeren gießen und diese noch mal aufkochen lassen. In eine Schale geben und auskühlen lassen.
3 Inzwischen Magerquark, Vanillejoghurt und Mohnsamen gründlich miteinander verrühren. Die so entstandene Creme auf die kalte Beerengrütze geben und servieren.

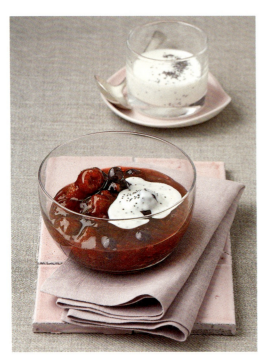

Farbenfroh in den Tag – mit dieser Beerengrütze.

Zum Mittagessen
Grünkohl-Lasagne
785 kcal, 40 g EW, 31 g F, 87 g KH

1 kleine Zwiebel | 1 EL Rapsöl | 300 g TK-Grünkohl | 200 ml Gemüsebrühe | Salz | Pfeffer | 6 Lasagneplatten (ohne Vorkochen) | 75 g Ofenkäse (leicht)

1 Backofen auf 190 °C vorheizen. Zwiebel schälen, fein würfeln. Das Rapsöl in einem Topf erhitzen und die Zwiebel darin glasig dünsten. Den gefrorenen Kohl zugeben, alles zugedeckt bei mittlerer Hitze in etwa 10 Minuten auftauen und allmählich erhitzen. Die Gemüsebrühe angießen, salzen und pfeffern.

2 3 EL Grünkohl am Boden einer feuerfesten Auflaufform (etwa 15 x 20 cm) verteilen. 2 Lasagneplatten darauflegen. Ein Drittel des restlichen Kohls darauf verstreichen. Alle Lasagneplatten und den gesamten Grünkohl auf diese Weise weiter einschichten, mit Kohl abschließen. Den Ofenkäse in Scheiben schneiden, auf der Lasagne verteilen. Alles im Ofen (Mitte, Umluft 175 °C) etwa 25 Minuten backen.

Zum Abendessen
Blattsalat mit Parmesan-Auberginen
530 kcal, 16 g EW, 46 g F, 11 g KH

50 g Blattsalatmischung (aus dem Kühlregal) | 1 Aubergine | 2 EL Olivenöl | Salz | 50 g schwarze Oliven ohne Stein | 30 g frisch geriebener Parmesan | Pfeffer | 1 Strauchtomate | 5 Blätter Basilikum | 1 EL Aceto balsamico

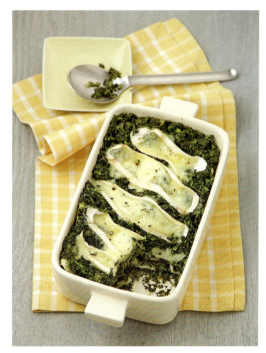

Norddeutschland trifft Italien – in dieser besonderen, aber auch besonders leckeren Grünkohl-Lasagne.

1 Backofen auf 200 °C vorheizen. Den Salat auf einem Teller anrichten. Aubergine waschen, putzen und quer in 1 cm dicke Scheiben schneiden. Auf ein mit Backpapier belegtes Blech legen, mit 1 TL Olivenöl einpinseln und salzen.
2 Die schwarzen Oliven fein hacken, mit Parmesan und 1 TL Olivenöl mischen. Mit Pfeffer würzen. Die Masse auf den Auberginen verteilen, im Ofen (Mitte, Umluft 180 °C) in etwa 15 Minuten überbacken.
3 Die Tomate waschen und ohne Stielansatz und Kerne fein würfeln. Das Basilikum waschen, in feine Streifen schneiden. Aceto balsamico und restliches Olivenöl gut miteinander verrühren. Tomatenwürfel und Basilikum unterheben und die Vinaigrette nach Geschmack salzen und pfeffern. Mit dem Blattsalat mischen und die Auberginenscheiben darauf anrichten.

TIPP
Nach diesen zwei Wochen haben Sie vielleicht so richtig Lust bekommen, neue Gerichte auszuprobieren. Und das eventuell auch draußen am Grill. Dazu ein Tipp: Die Antioxidantien aus Kräutern wie Thymian, Salbei und Oregano neutralisieren die Wirkung von beim Grillen entstehenden Schadstoffen.

Bücher, die weiterhelfen

Despeghel, Dr. M.: **Fitness für faule Säcke;** Goldmann, München

Despeghel, Dr. M.: **Feelgoodcoach;** vgs, Köln

Gießing, J.: **HIT-Fitness;** riva Verlag, München

Kirsch, D.: **Der ultimative New York Body Plan;** riva Verlag, München

Lazarus, A.; Fay, A.: **Ich kann, wenn ich will. Anleitung zur psychologischen Selbsthilfe;** Klett-Cotta, Stuttgart

Münchhausen, M. von: **So zähmen Sie Ihren inneren Schweinehund;** Campus, Frankfurt

Rückert, H.-W.: **Schluss mit dem ewigen Aufschieben. Wie Sie umsetzen, was Sie sich vornehmen;** Campus, Frankfurt

Sprenger, R. K.: **Die Entscheidung liegt bei Dir! Wege aus der alltäglichen Unzufriedenheit;** Campus, Frankfurt

BÜCHER AUS DEM GRÄFE UND UNZER VERLAG, MÜNCHEN

Betz, A.: **Die richtige Ernährung bei Bluthochdruck, Übergewicht, Diabetes, Gicht, Cholesterin**

Bimbi-Dresp, M.: **Pilates**

Boeckh-Behrens, W.-U.: **maxxF. Der Megatrainer**

Burger, D.: **Sofa-Workout**

Despeghel, Dr. M.: **Ran an den Bauch. Das Ernährungsprogramm**

Fritzsche, D.: **Diabetes. Der Ernährungskompass**

Grillparzer, M.: **Die neue GLYX-Diät**

Grillparzer, M.: **Fatburner**

Grillparzer, M.: **GLYX-Kompass**

Hainbuch, Dr. F.: **Progressive Muskelentspannung.** Mit Audio-CD

Hederer, M.: **Laufen statt Diät**

Heizmann, P.: **Ich bin dann mal schlank**

Kayadelen, S.: **Ich coach dich schlank.** Mit DVD

Klever-Schubert, K.; Endres, A.: **Klevers Kompass. Kalorien und Fette**

Münchhausen, Dr. M. von; Despeghel, Dr. M.: **Abnehmen mit dem inneren Schweinehund**

Pospisil, E.: **Cholesterin**

Rüdiger, M.: **Bauch, Beine, Po**

Schmidt, Dr. M. R.; Helmkamp, A.; Mack, N.; Winski, N.: **Nordic Walking**

Söder, S.; Schlösser, P.: **WoYo. Der leichteste Einstieg in den Yoga**

Trökes, A.: **Crashkurs Yoga**

Trunz-Carlisi, E.; Pape, Dr. med. D.; Schwarz, Dr. med. R.; Gillessen, H.: **Schlank im Schlaf. Der Fitnessturbo**

Walleczek, S.: **Schlank mit der Faustformel**

Winkler, N.: **Bauch, Beine, Po intensiv**

Winkler, N.: **Core-Training für Bauch, Beine, Po**

Adressen, die weiterhelfen

INTERNET-LINKS

www.fitness.com
(Die größte Fitnessgemeinschaft weltweit)

www.walking.de
(Deutsches Walking Institut)

www.kieser-training.com
(Gesundheitsorientiertes Krafttraining)

www.ernaehrung.de
(Deutsches Ernährungs- und Beratungsinformationsnetz)

www.adipositas-online.de
(Aktuelle Nachrichten zum Thema)

www.despeghel-partner.de
(Despeghel & Partner Gesundheitsconsulting)

Ein paar Seiten zum Thema Laufen:

www.laufcampus.de
www.laufen-aktuell.de
www.laufforum.de
www.lauftipps.de
www.lauftreff.de
www.runnersworld.de

ADRESSEN

Bundeszentrale für gesundheitliche Aufklärung (BZgA)

Ostmerheimer Straße 220
51109 Köln
Telefon 0221 89 92 0
www.bzga.de

Deutsche Gesellschaft für Ernährung e. V.

Godesberger Allee 18
53175 Bonn
Telefon 0228 37 76 600
www.dge.de

Österreichische Gesellschaft für Ernährung (ÖGE)

Zimmermanngasse 3
A-1090 Wien
Telefon 0043 1 71 47 193
www.oege.at

Schweizerische Gesellschaft für Ernährung (SGE)

Schwarztorstrasse 87
Postfach 333
CH-3001 Bern
Telefon 0041 31 38 50 000
www.sge-ssn.ch

Deutsche Gesellschaft zur Bekämpfung von Fettstoffwechselstörungen und ihren Folgeerkrankungen DGFF (Lipid-Liga) e. V.

Waldklausenweg 20
81377 München
Telefon: 089 71 91 001
www.lipid-liga.de

Weightwatchers Deutschland

Grafenberger Allee 295
40237 Düsseldorf
Hotline: 01802 23 45 64
www.weightwatchers.de

Sachregister

A
Adrenalin 16
Aktin 19
Altern 9, 13, 16 f., 29
Altersvorsorge 16
antiinflammatorische Ernährung 34 f.
Antioxidantien 35
Arbeitsumsatz 26
Arterienverkalkung 17
Arteriosklerose 45
Atem 71
Atemnot, empfundene 14, 61
Ausdauer 10
Ausdauersport 9, 20 f., 30
Ausdauertest 57

B
Ballaststoffe 28
Bauchfett 15
Bauchumfang 59
Belohnung 55
Bewegung 16
Bewegungsmangel 9, 14
Blutdruck 9, 15, 17, 23, 45, 60 f.
Borgskala 14, 61
Botenstoffe 30 ff.

C
Carotinoide 36
Cholesterin 15, 45
Cortisol 16

D
Dehnübungen 14, 46, 70 f., 84 ff.
Depression 15
Diabetes 9, 13, 34, 45

E
Eiweiß 19, 35, 37 f.
Eiweißquellen 37 f., 93
Endorphine 45
Energiebilanz 26 f., 28
Energieumsatz 34
Energieverbrauch 26
Entzündungsmediator 31
Erholung 22
Ernährung 32 ff.
Essverhalten 15

F
Fahrradfahren 13, 20, 26, 46
Fastfood 14
Fett 28
Fette 33, 35, 41
Fettgewebe 16, 28, 30
Fettstoffwechsel 19
Fettverbrennung 25, 30
Fischfette 41
Flavonoide 36
Flexibilität 10
Freie Radikale 34 f.

G
Gedächtnis 16
Gehirn 16, 19
Gelassenheit 15
Gelenkprobleme 13, 46, 48
Gemüse 33 ff.
Gewichtsreduktion 14
Gewohnheiten 29
Glück 15, 45
Glukose 16
Glykogen 23
Grillen 35, 121
Grundumsatz 28

H
Herz 16
Herzkrankheiten 9
Herz-Kreislauf 21
Herz-Kreislauf-Erkrankungen 13, 17, 34
Herzmuskel 17, 19
Hirnarbeit 14
Hormone 15
Hunger 15

I/J
Idealgewicht 15
Immunsystem 21, 31, 34, 45
Infarktrisiko 16, 45
Insulin 40
Intensität 11, 13
Interleukin-6 30 f.
Intervalltraining 10, 14, 47
Joggen 13, 21, 30, 44 ff.
Jo-Jo-Effekt 27
Jones, Arthur 11

K
Kalorien 25
Kalorienverbrauch 27 ff.
Kapillare 31
Knochendichte 17
Kohlenhydrate 28, 39 f.
Körperfett 15, 20
Körperhaltung 46 f.
Krafttest 58
Krafttraining 21, 30
Kraftübungen 14
Kreativität 16
Kurzatmigkeit 9

L
Laufen 13, 20, 44 ff., 63, 66 ff.
Laufkleidung 51 f.
Laufschuhe 51
Lebensfreude 17
Leber 16, 30, 40, 45
Leistungseinbußen 17
Leistungsfähigkeit 12, 14, 17, 57
Lungenvolumen 17, 45

M
Melatonin 54
Mentzer, Mike 11
Metabolische Rate 28, 30
Mitochondrien 22
Motivation 21, 22, 54 f.
Muskelfasern 19 f.
 -, rote 20
 -, weiße 20
Muskeln 16, 18 ff.
Muskelwachstum 10
Muskelzellen 19
Myofibrillen 19 f.
Myoglobin 23
Myosin 19
Myostatin 20

N
Nahrung 26
Nautilus-Trainingsgeräte 11
Nerven 19
Nervenwachstumsstoffe 14
Neuronen 16
Nikotin 35
Noradrenalin 16
Nordic Walking 46, 48 f., 63 ff.

O
Obst 33, 40
Omega-Fettsäuren 41

P
Paffenbarger, Ralph S. 17
Pausentage 22
Petersen, Bente 30
Phytinsäure 36
Phytosterine 36
Protease-Inhibitoren 36
Proteine 28
Puls 14, 59, 61
Pulsuhr 52, 61

R
Regeneration 11, 12, 14, 53, 54
Rezepte 90 ff.
Rückenmark 19
Ruhepuls 17, 59

S
Saponine 36
Sauerstoff 23, 31, 35
Sauerstoffaufnahme 45
Sauerstoffschuld 25
Schlaf 27, 54
Schlanksein 15, 24 ff.
Schnelligkeit 10, 20
Schwimmen 13, 20, 46
Sekundäre Pflanzenstoffe 33 f., 36
Serotonin 15
Sonnenbestrahlung 35
Spurts 22
Stöcke 48 f., 52
Stoffwechsel 16, 21, 25 ff., 60
Stoffwechselanpassungen 22
Stoffwechselerkrankungen 17
Stoffwechselrate 25
Stress 14, 16
Sulfide 36
Superkompensation 11 f., 22

T
Tempo 14
Tennis 10
Terpene 36
Testosteron 53, 54
Trainingsdauer 11, 14, 53
Trainingshäufigkeit 11, 53 f.
Trainingsintensität 11, 13
Trainingspläne 64 ff.
Transfette 41
Treppensteigen 26
Triglyceride 45

U
Übergewicht 9, 29, 34
-, deutliches 13

V
VEGF 30 f.
Verdauung 26
Visionskraft 16
Vollkorn 33 f.

W
Wachstumsreiz 11, 13
Walking 20, 21, 44 f., 46, 48 f., 63 ff.
Weißmehlprodukte 33
Wohlbefinden 14
Wundheilung 16
Wunschgewicht 28

Z
Ziele 21, 22
Zivilisationskrankheiten 13
Zucker 33, 35, 39 f.
Zufriedenheit 15
Zwei-Wochen-Ernährungsplan 92 ff.
Zwischenmahlzeiten 91
Zwischenziele 22

Rezeptregister

Apfelmus-Quark-Brot 112
Auberginen-Gemüse mit Kartoffeln und Ei 106
Avocado-Brot mit Buttermilch-Drink 100
Beerenmüsli mit Cashewmilch 96
Blattsalat mit Parmesan-Auberginen 121
Blaubeer-Buttermilch und Kürbis-Maronen-Aufstrich 98
Brokkoli-Paprika-Pfanne mit Räuchertofu 95
Eier-Schnittlauch-Aufstrich mit Vollkornbrot 94
Fisch auf dem Spinatbett 97
Gefüllte Champignons 109
Gegrillter Tofu aus der Folie 117
Gemüse-Ingwer-Topf mit Käsenocken 107
Grünkohl-Lasagne 120
Käse-Kraut-Salat mit Tatarküchlein 103
Kokos-Hüttenkäse mit Erdbeerpüree 114
Kürbis-Mozzarella-Sandwich 114
Lachs-Omelett mit Blattsalaten 99
Mangold-Ziegenkäse-Pfannkuchen 116
Marinierter Romadur 112
Obstsalat mit Karamell-Kernen 110
Orientalisches Ofengemüse mit Rinderfilet 115
Pasta mit Walnuss-Paprika-Soße 100
Pfirsich-Mandel-Shake 108
Preiselbeer-Walnuss-Müsli 106
Räucherlachs-Gurken-Carpaccio 111
Reis-Mangold-Pfanne mit Halloumiwürfeln 98
Rettich-Hüttenkäse auf Vollkornbrot 116
Roastbeef mit Radieschen-Salat 101
Rosenkohl-Kartoffel-Quiche 96
Rote Beerengrütze mit Vanille-Mohn-Quark 120
Rote-Bete-Auflauf 95
Rote-Bete-Suppe mit Feta-Walnuss-Crostini 118
Saltimbocca-Sandwich 110
Seelachsfilet mit Mandel-Zwiebel-Kruste 119
Sellerie-Lauch-Eintopf mit Kabeljau 113
Soja-Linsen-Eintopf 104
Süßkartoffel-Brokkoli-Curry mit Tofu 102
Tomaten-Paprika-Brötchen mit Kräuter-Rührei 118
Tomaten-Rucola-Frischkäse-Brote 104
Weizen-Bohnen-Salat mit Thunfisch 108
Zitrus-Flocken-Müsli 102
Zucchinisalat mit Forellenmousse 105

Übungsregister

Armübungen 74 f.
Bankstellung 78
Bauchübungen 80 f.
Beckenheben 81
Beinkreisen 72
Beinübungen 72 f.
Bridging 82
Crunch 80
Dehnen der Armmuskulatur 87
Dehnen der Beinrückseite 84
Dehnen der Gesäßmuskulatur 85
Dehnen der Oberschenkelvorderseite 84
Dehnen der Rumpfseite 87
Dehnen der Wade 85
Dehnen des Nacken- und Schulterbereichs 86
Dehnen des oberen Rückens 86
Dehnübungen 84 ff.
Käfer 80
Kniebeuge 73
Kräftiger Seitstütz 83
Kräftigung der Außenrotatoren 77
Leglift 72
Liegestütz für den Trizeps 75
Liegestütz für die Arm- und Brustmuskulatur 74
Rückenspanner 79
Rückenübungen 78 f.
Rumpfübungen 82 f.
Schultergürtelübung 76
Schulterübungen 76 f.
Seitstütz 82
U-Halte 79
Umgekehrter Liegestütz 75
Unterarmstütz 83
V-Stretch 77

Impressum

© 2011 GRÄFE UND UNZER VERLAG GmbH, München

Alle Rechte vorbehalten. Nachdruck, auch auszugsweise, sowie Verbreitung durch Bild, Funk, Fernsehen und Internet, durch fotomechanische Wiedergabe, Tonträger und Datenverarbeitungssysteme jeder Art nur mit schriftlicher Genehmigung des Verlages.

Projektleitung: Sarah Fischer

Lektorat: Diane Zilliges

Rezeptentwicklung: Marco Wetzel

Bildredaktion: Henrike Schechter

Layout: independent Medien-Design, Horst Moser, München

Herstellung: Christine Mahnecke

Satz: Christopher Hammond

Reproduktion: Repro Ludwig, Zell am See

Druck: Firmengruppe APPL, aprinta druck, Wemding

Bindung: Firmengruppe APPL, sellier druck, Freising

ISBN 978-3-8338-1989-6

1. Auflage 2011

Bildnachweis

Fotoproduktion: Tom Roch (Innenteil und U4 li.)

Rezeptbilder/Fotoproduktion: Carsten Eichner (Innenteil und U4 re.)

Weitere Fotos: Corbis: U2/S. 1, S. 2, S. 8, S. 24, S. 56; Getty: S.18, S. 42/43; Jump: S. 6/7, S. 31, S. 44, S. 49, S. 50, S. 52; Luitgart Kellner: S. 20; Masterfile: S. 90; Mauritius: S. 32; Plainpicture: S. 47, S. 88/89; Privat: S. 4; Detlef Seidensticker: S. 12; Shutterstock: S. 62; Stockfood: Folder S. 4

Syndication: www.jalag-syndication.de

Umwelthinweis

Dieses Buch wurde auf chlorfrei gebleichtem Papier gedruckt. Um Rohstoffe zu sparen, haben wir auf Folienverpackung verzichtet.

Wichtiger Hinweis

Die Gedanken, Methoden und Anregungen in diesem Buch stellen die Meinung bzw. Erfahrung des Verfassers dar. Sie wurden vom Autor nach bestem Wissen erstellt und mit größtmöglicher Sorgfalt geprüft. Sie bieten jedoch keinen Ersatz für persönlichen kompetenten medizinischen Rat. Jede Leserin, jeder Leser ist für das eigene Tun und Lassen auch weiterhin selbst verantwortlich. Weder Autor noch Verlag können für eventuelle Nachteile oder Schäden, die aus den im Buch gegebenen praktischen Hinweisen resultieren, eine Haftung übernehmen.

Die GU-Homepage finden Sie im Internet unter www.gu.de

Unsere Garantie

Mit dem Kauf dieses Buches haben Sie sich für ein Qualitätsprodukt entschieden. Wir haben alle Informationen in diesem Ratgeber sorgfältig und gewissenhaft geprüft. Sollte Ihnen dennoch ein Fehler auffallen, bitten wir Sie, uns das Buch mit dem entsprechenden Hinweis zurückzusenden. Gerne tauschen wir Ihnen den GU-Ratgeber gegen einen anderen zum gleichen oder zu einem ähnlichen Thema um.

Liebe Leserin und lieber Leser,

wir freuen uns, dass Sie sich für ein GU-Buch entschieden haben. Mit Ihrem Kauf setzen Sie auf die Qualität, Kompetenz und Aktualität unserer Ratgeber. Dafür sagen wir Danke! Wir wollen als führender Ratgeberverlag noch besser werden. Daher ist uns Ihre Meinung wichtig. Bitte senden Sie uns Ihre Anregungen, Ihre Kritik oder Ihr Lob zu unseren Büchern. Haben Sie Fragen oder benötigen Sie weiteren Rat zum Thema? Wir freuen uns auf Ihre Nachricht!

GRÄFE UND UNZER VERLAG
Leserservice
Postfach 86 03 13
81630 München

Wir sind für Sie da!
Montag–Donnerstag: 8.00–18.00 Uhr
Freitag: 8.00–16.00 Uhr
Tel.: 0180 - 5005054*
Fax: 0180 - 5012054*
E-Mail: leserservice@graefe-und-unzer.de

*(0,14 €/Min. aus dem dt. Festnetz, Mobilfunkpreise maximal 0,42 €/Min.)

Neugierig auf GU?
Jetzt das GU Kundenmagazin und die GU Newsletter abonnieren.

Wollen Sie noch mehr Aktuelles von GU erfahren, dann abonnieren Sie unser kostenloses GU Magazin und/oder unseren kostenlosen GU-Online-Newsletter. Hier ganz einfach anmelden:
www.gu.de/anmeldung

Ein Unternehmen der
GANSKE VERLAGSGRUPPE